JN134162

図解 眠れなくなるほど面白い

体脂肪の話

監修

よこはま土田メディカルクリニック院長

土田 隆

Takashi Tsuchida

日本文芸社

はじめに

「体脂肪」と聞くといったい何を思い出すでしょうか？　ダイエットをしている人からすれば「体に不要な悪の存在」に思えるかもしれません。しかし、それは誤った考えです。脂肪は栄養を蓄える貯蔵庫としての役割があり、加えて体温を保持する役目と衝撃から体を守る役目を担っています。人間が生きていくうえで絶対に欠かせないものなのです。

　そもそも「体脂肪」と一言でいっても、皮下脂肪と内臓脂肪があり、それぞれのつきやすさ落としやすさはまったく違います。

もちろん、体脂肪が増えすぎると「肥満」になってしまいます。そもそも体脂肪は食事から必要な栄養を取り除いた部分が貯蔵されていきます。すなわち、必要以上の栄養を摂っていると体脂肪はどんどん蓄積され、肥満となってしまうのです。「肥満は万病の元」といわれるように、決して体に良いことではありません。

そこで本書では「体脂肪」の正しい知識とその働きを解説しつつ、ダイエットに必要な食事方法や運動のやりかたを解説していきます。きちんと理解しながら、ぜひ実践してみてください。

よこはま土田メディカルクリニック院長
土田 隆

眠れなくなるほど面白い **体脂肪**の話

もくじ

第1章

体脂肪を知る

第1章
体脂肪を知る

体脂肪ってなんでつくの？

◎体脂肪は体にとって大事な組織

そもそも体脂肪とは何なのでしょうか？

言ってしまえば、読んで字のごとく、体についた脂肪のことです。ステーキ肉の白い部分……と言うとイメージが沸きやすいでしょうか？　人間の体もステーキ肉と同じように、筋肉の部分と脂肪の部分とがあります。その割合はつぎのページにあるグラフのとおりで、体の大部分を占める水分を除くと、**内臓や筋肉・骨などの固形成分が約22％、残りの約18％が脂肪という構成になります。**この数字は年齢や体格によって比率は変わってきます。

さて、この体脂肪、「ダイエットのために落としたい」とか「できるだけつけたくない」という話をよく聞くと思います。でもちょっと待ってください。体脂肪は大事な役割を担う組織なんです。人間が生きていくのに必要だからこそ、体に脂肪がついているわけです。

体脂肪の役割は基本的に3つ。栄養を蓄える貯蔵庫であり、体温を守るコートのようなものであり、圧力や衝撃から体を守るクッションの役割を果たすものです。これらの働きがなかったら、生きていくのにさまざまな支障が出るでしょう。このように体脂肪はなくてはならない大事なものですが、その一方で体によくない面があるのも事実です。つぎのページから、この体脂肪についてより詳しく解説していきます。

脂肪と筋肉

ステーキを例にすると……

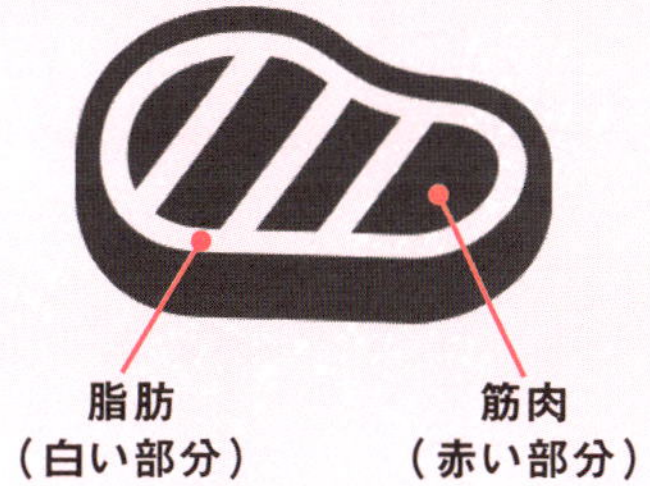

赤くて固い部分が筋肉、脂身と言われる白い部分が脂肪。人間の体もこのように筋肉の部分と脂肪の部分がある。

人体の組織構成比

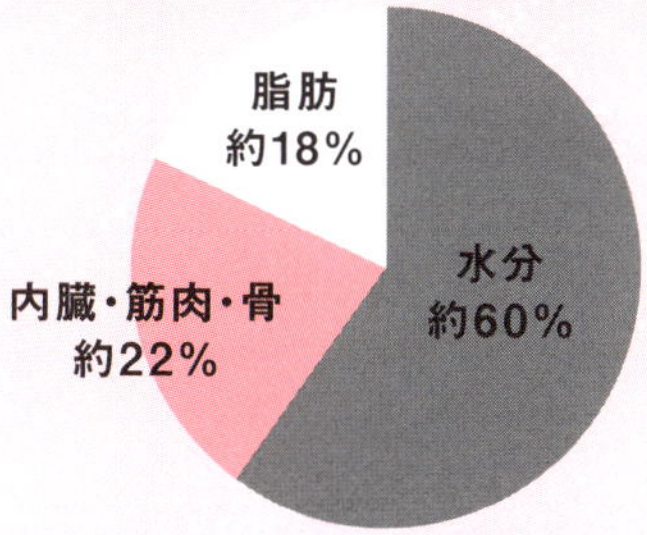

人体の約6割は水分で構成される。残りのうち約22%が内臓や筋肉、骨などの固形成分、約18%が体脂肪である。

体脂肪の役割

栄養を貯蔵する

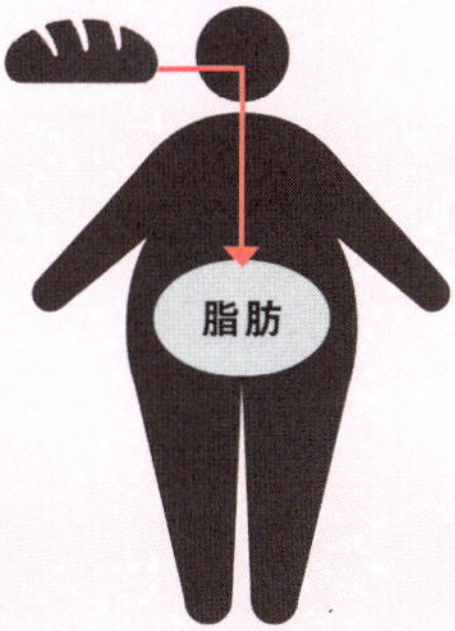

栄養をエネルギーとして貯めておき、いざというときに使えるようにする。

保温する

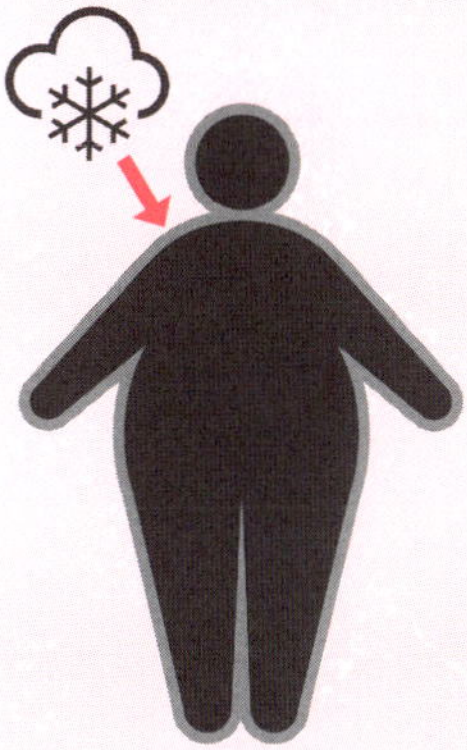

外気を遮って体温を一定に保つ。コートのような役割をはたしている。

圧力や衝撃を受け止める

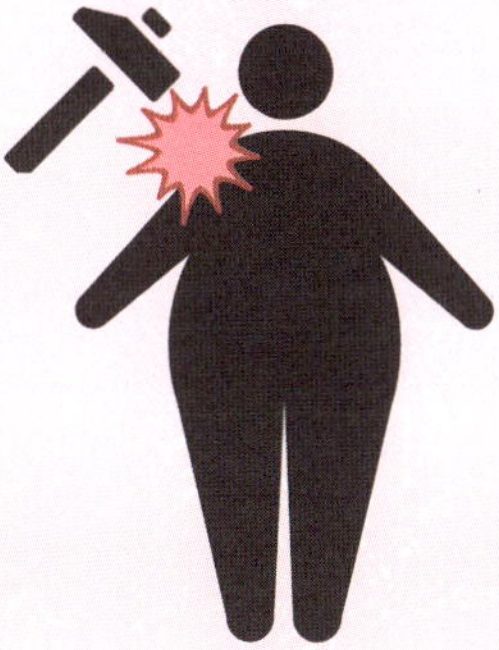

体が受ける圧力や衝撃をクッションとなって受け止め、体を守っている。

食べると肥満になる理由《わけ》

◎体脂肪がなぜいけないのか？

体脂肪が大事な組織であることは6ページで紹介しました。それではなぜ体脂肪は「減らしたい」とか「できるだけつけたくない」などと忌み嫌われるのでしょうか？　それは言うまでもありません。体脂肪が増えると太って肥満になってしまうからです。**適度な体脂肪は生きていくうえで必要ですが、増え過ぎると邪魔以外の何物でもありません。肥満は見た目が格好悪いだけでなく、さまざまな疾患を招くのが大きな問題です。**肥満による悪影響については36ページ以降で詳しく解説します。

では、この体脂肪がどうやってつくかと言うと、基本的には食べたものがその源となります。食べたものは筋肉や内臓に栄養として取り込まれ、余った分はいざというときのために体脂肪として貯蔵されます。つまり**筋肉や内臓が必要としている以上の栄養を摂ると、体脂肪としてどんどん蓄積してしまう**のです。

食べ過ぎても筋肉や内臓がどんどん大きくなることはなく、増えるのは体脂肪ばかりです。なぜ食べ過ぎた分が体脂肪にばかり行くのでしょうか？　それは、**体脂肪を構成する脂肪細胞が膨らみ、分裂するという性質を持っているからです。**この仕組みにより体脂肪はいくらでも増えることができます。恐ろしいことですが、肥満に上限はないのです。

食べたものがエネルギーや脂肪になる流れ

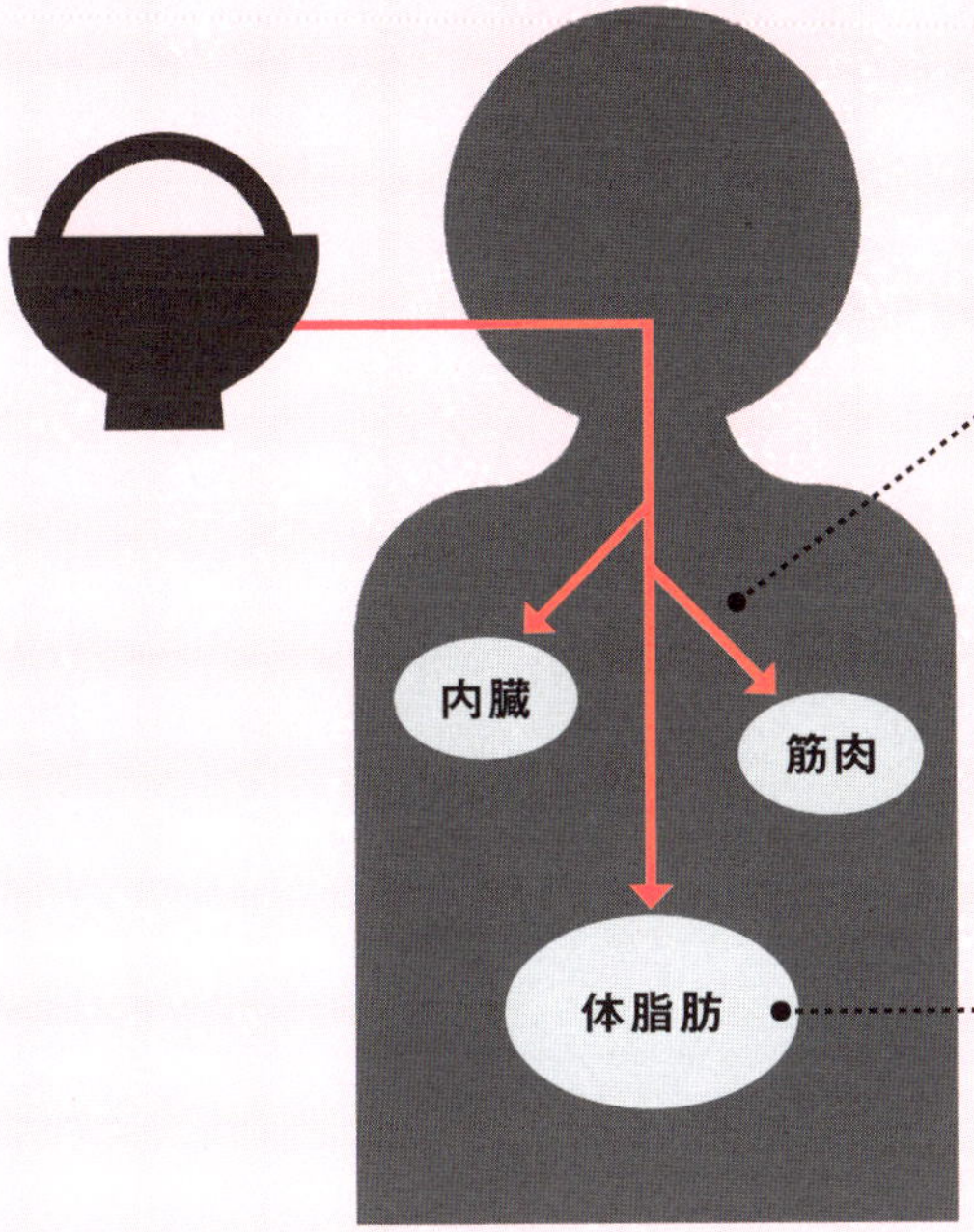

食べたものは筋肉や内臓に取り込まれ、エネルギーとして使われる。ここまでは生きていくうえで欠かせない栄養である。

使われなかったエネルギーはいざというときのために体脂肪として蓄えられる。食べ過ぎた分は脂肪になるということ。

脂肪細胞はいくらでも増える

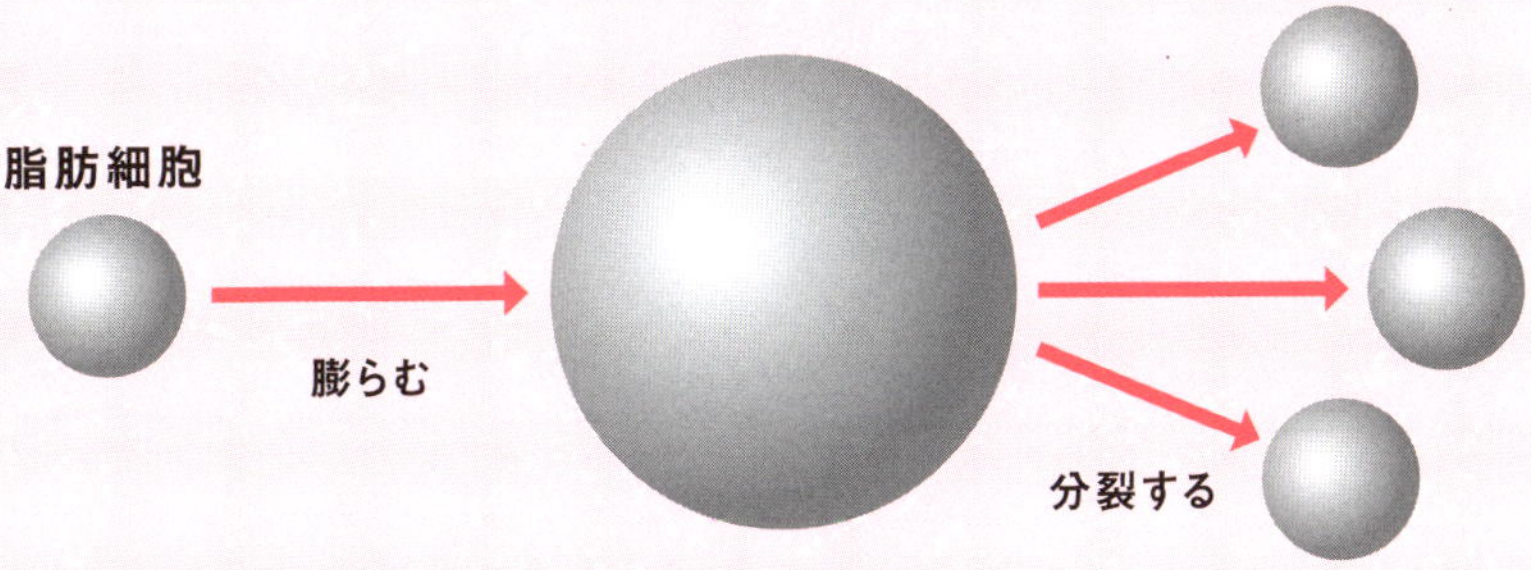

体脂肪を構成する脂肪細胞は栄養を取り込むと膨らみ、大きくなると分裂する。こうして脂肪細胞はいくらでも増える。

皮下脂肪と内臓脂肪はどう違う？

◎つく場所が違う2種類の体脂肪

ひと口に体脂肪と言っても、大きく分けて2種類があります。全身の皮下につく皮下脂肪と、内臓の周りにつく内臓脂肪です。となりのページにある図を見てみてください。

皮下脂肪とは体全体を覆うようにつく脂肪で、外気温や体にかかる圧力を受け止める役割を果たしています。体全体が太って見えたりぽっちゃりしていたりするのは、この皮下脂肪が原因です。それに対して、体の奥深くにつくのが内臓脂肪で、こちらは内臓の位置を固定する役割を持っています。内臓脂肪が増えると、内臓の集中するお腹がポッコリと出てきます。

この皮下脂肪と内臓脂肪は単につく場所が違うだけでなく、体に対する作用や増え過ぎたときの悪影響も違います。詳しい内容については12ページで紹介しますが、体脂肪は2種類あるということをまずは覚えておいてください。

さて、食べ過ぎると肥満になるのは前述で紹介したとおりですが、皮下脂肪と内臓脂肪のどちらが増えるかは人によって違います。**皮下脂肪の多い人は「皮下脂肪型」、内臓脂肪の多い人は「内臓脂肪型」というように区別されます。**体脂肪の量を正確に計るにはCTスキャンによる計測が必要となりますが、手軽に計測するためウエストとヒップのサイズ比で計る方法も用いられています。

皮下脂肪と内臓脂肪

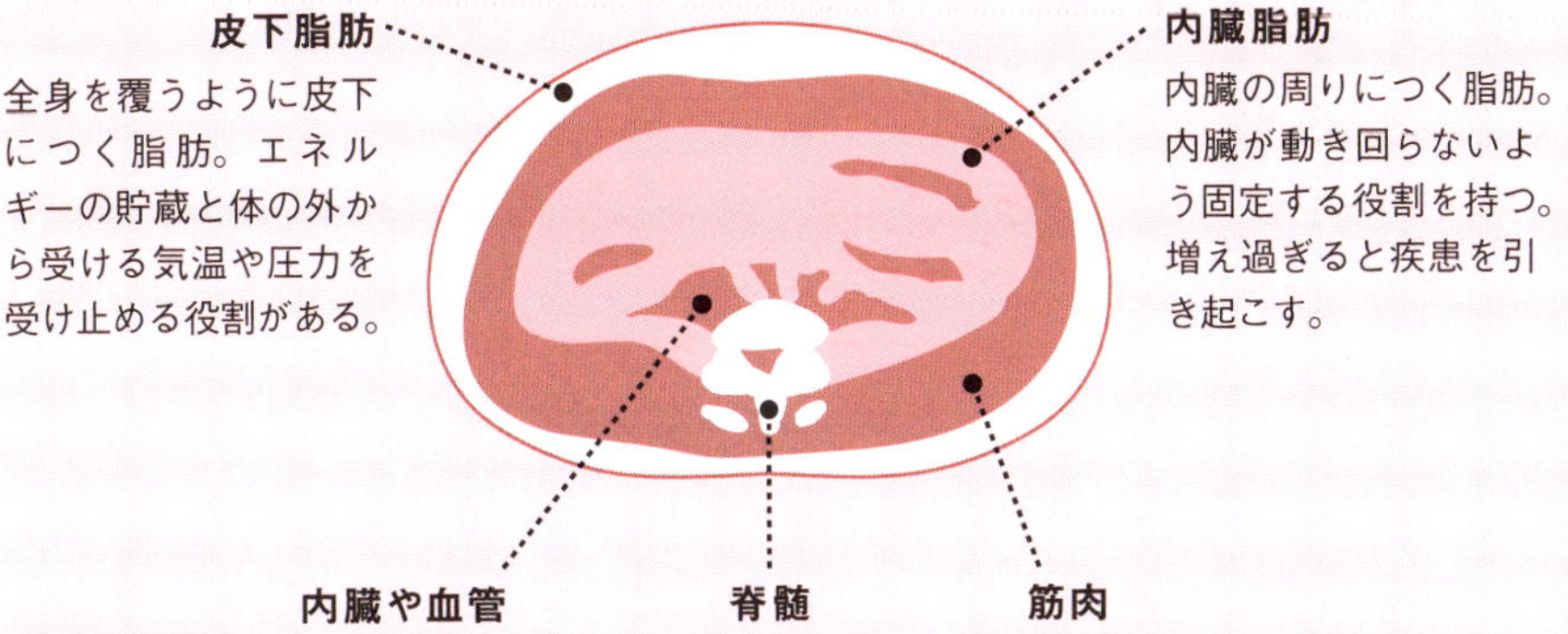
皮下脂肪
全身を覆うように皮下につく脂肪。エネルギーの貯蔵と体の外から受ける気温や圧力を受け止める役割がある。
内臓脂肪
内臓の周りにつく脂肪。内臓が動き回らないよう固定する役割を持つ。増え過ぎると疾患を引き起こす。
内臓や血管
脊髄
筋肉

肥満タイプの判別方法

皮下脂肪と内臓脂肪の割合(※)で判別する

皮下脂肪1に対して内臓脂肪が0.4以上……内臓脂肪型肥満
皮下脂肪1に対して内臓脂肪が0.4未満……皮下脂肪型肥満

※ VSR(Visceral fat to Subcutaneous fat Ratio)とも言う。

ウエストとヒップのサイズ比(※)で判別する

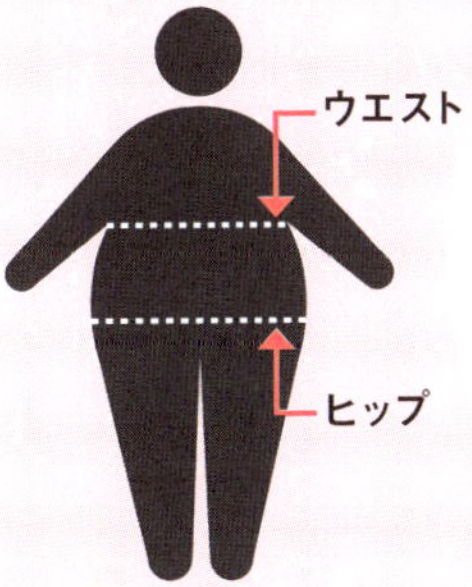
ウエスト
ヒップ

ウエスト÷ヒップが男性0.95以上、女性0.8以上
……内臓脂肪型肥満

上記未満……皮下脂肪型肥満

※ WHR(Waist Hip Ratio)とも言う。

怖〜い内臓脂肪のリスクと〝隠れメタボ〟

◎男性は内臓脂肪型が多いので注意

体につく2種類の体脂肪……皮下脂肪と内臓脂肪。このうち**増え過ぎると問題になるのは内臓脂肪のほうです。内臓脂肪は皮下脂肪より活性度が高く、脂肪細胞からさまざまな物質を分泌して体に影響を与える**からです。

このことから、肥満の人の中でも内臓脂肪型の肥満の人はリスクが高いと言えます。この内臓脂肪型の肥満は男性に多い傾向があります。男性は内臓脂肪でお腹がポッコリと出ている人が多いのに対し、女性は皮下脂肪で全身がふっくらとしている人が多いでしょう。これは女性が妊娠して赤ちゃんを産むという体の作りの違いからくるものです（詳しい内容については28ページ参照）。いずれにしても、男性で肥満の人は内臓脂肪型肥満の場合が多いので、とくに注意が必要ということです。

ただ、皮下脂肪型肥満の人も内臓脂肪の絶対量が多ければ同じことですので安心はできません。CTスキャンで**内臓脂肪の量を計ったとき、スキャン画像において内臓脂肪の面積が100平方センチメートル以上あると生活習慣病のリスクが上がることが知られています。**これの目安となるのがとなりのページ下部で示すBMIと腹囲です。この基準に引っかかる人はもちろん、基準未満でも内臓脂肪の量が多い〝隠れメタボ〟の人もいますので注意してください。

男性型肥満と女性型肥満

男性型肥満

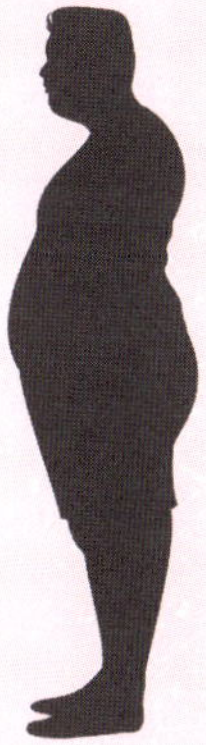

男性に多いタイプの肥満。それほど太っていないが内臓脂肪でお腹がポッコリと出る。上半身肥満とも言われる。

女性型肥満

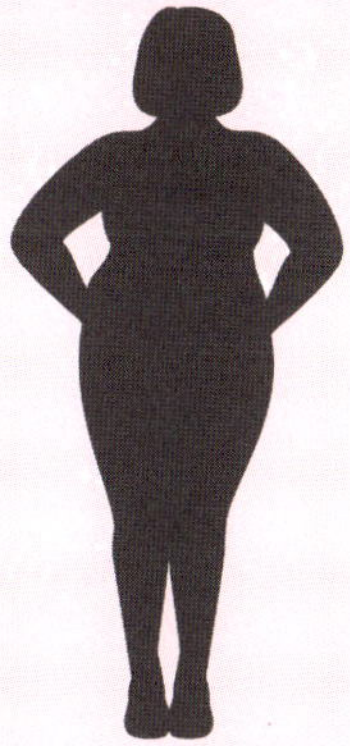

女性に多いタイプの肥満。全身が皮下脂肪でふっくらとし、とくに下半身の厚みが増す。下半身肥満とも言われる。

“隠れメタボ”にご用心

肥満の基準

BMI(※)が25以上

※Body Mass Index。身長と体重から求めた体格指数のこと。詳細は15ページ。

腹囲の基準

男性は85cm以上
女性は90cm以上

両方を満たす人は内臓脂肪の量が危険レベル

しかし!

左記の基準以下でも内臓脂肪が多くて生活習慣病の予備軍と言える人が存在する。このような“隠れメタボ”にも注意しておく必要がある。

※各基準は日本肥満学会によるもの。

まずは自分の体脂肪率とＢＭＩを計ってみよう

◎自分の体脂肪の量を知るには？

ここまで体脂肪がどんなものか説明してきましたが、それでは実際に自分はどれくらい体脂肪を持っているのか、気になるところですね。それを表わす数字が体脂肪率です。**体脂肪率とは、その名前のとおり体の中で脂肪の占める割合を表わしたもの**です。男性で18％前後、女性で28％前後が標準的な体脂肪率とされています。これより数字が大きい人は体脂肪が多めですので注意したほうがいいでしょう。

体脂肪率は市販の体脂肪計で計ることができます。この体脂肪計は体に微弱な電流を流して抵抗を調べることで体脂肪の量を測定する仕組みの機械です。ただしおおよその推定値なので、目安としてとらえておいてください。また、体脂肪計で計れるのは体脂肪全体の量で、高性能なものでなければそのうちどれだけが皮下脂肪や内臓脂肪なのかを知ることはできません。

一方、もっと簡易的な肥満度の目安としてＢＭＩも用いられています。ＢＭＩとは身長と体重から算出した体格指数のことで、身長に対して体重が重いのか軽いのかを表わしたものです。**この数字は男女共通で、22がもっとも病気を発生しにくい適正体重とされ、25以上になると糖尿病などのリスクが高いと言われています。**あくまで目安ではありますが、肥満と判定されるようなら生活を改善するべきでしょう。

体脂肪率と肥満度の目安

男性

体脂肪率	状態
9%以下	極限まで絞った体（プロのアスリートなど）
10〜14%	引き締まった体（ファッションモデルなど）
15〜19%	標準的な体
20〜24%	軽度肥満（腹部が少し出ている）
25〜29%	中度肥満（腹部がけっこう目立つ）
30%以上	重度肥満（明らかに肥満とわかる）

年齢によって多少の違いはあるが、男性はだいたい18%前後が体脂肪率の標準で、20%以上になると肥満の部類に入る。

女性

体脂肪率	状態
15%以下	極限まで絞った体（プロのアスリートなど）
16〜22%	引き締まった体（ファッションモデルなど）
23〜29%	標準的な体
30〜34%	軽度肥満（下半身が少しぽっちゃり）
35〜39%	中度肥満（全体的にぽっちゃり）
40%以上	重度肥満（明らかに肥満とわかる）

女性は子宮を守るために皮下脂肪が厚く、男性より体脂肪率が高め。20%台中盤が標準で、30%以上になると肥満とされる。

BMIの算出方法と目安

BMIの算出方法

BMI ＝ 体重（kg）÷（身長（m）の2乗）

たとえば身長170cm、体重60kgの場合、「60÷（1.7×1.7）」でBMIは約20.8となる

■BMIによる肥満度の目安

BMI	肥満度
18.5未満	低体重（やせ）
18.5〜25未満	標準体重
25〜30未満	肥満（1度）

BMI	肥満度
30〜35未満	肥満（2度）
35〜40未満	肥満（3度）
40以上%	肥満（4度）

※日本肥満学会の発表より。

体脂肪のつきやすい場所は決まっている

◎鏡を見て体脂肪のつき具合をチェック

14ページで述べた体脂肪率やBMIはそんなにしょっちゅう計るものではないでしょうが、毎日鏡で自分の姿を見るだけでも簡単な確認になります。「なんか最近太ってきたな」と感じたら、それはもう体脂肪が増えたサインです。

ところで、体脂肪は体のどこにつくものなのでしょうか？　内臓周りにつく内臓脂肪は別として、**皮下脂肪のほうはお腹の周辺や二の腕、お尻、太ももなどにつきやすいのがわかると思います。要するに、普段あまり動かさない柔らかい部分に脂肪が溜まるわけです。**反対に、よく動かすひじやひざ、手首、足首などには脂肪はあまりつきません。これらの部分に脂肪がつくようであれば、さきほど挙げたお腹や二の腕などには既にとんでもない量の脂肪がついているはずです。これらのことを踏まえて、自分の脂肪のつき具合をチェックしてみてください。

一方、内臓脂肪に関しては外からはわかりにくいですが、お腹がポッコリ出てくるのがひとつの合図です。内臓脂肪は皮下脂肪より落ちやすいという性質があります。**内臓脂肪は活性度が高く、こまめにエネルギーを貯めたり放出したり、という活動を繰り返している**のです。このことから、内臓脂肪は簡単に出し入れができる普通預金、皮下脂肪はあまり出し入れしない定期預金に例えられることもあります。

体脂肪のつきやすい部分とつきにくい部分

つきやすい部分
お腹周り
二の腕
お尻
太もも
など

つきにくい部分
ひじ
ひざ
手首
足首
など

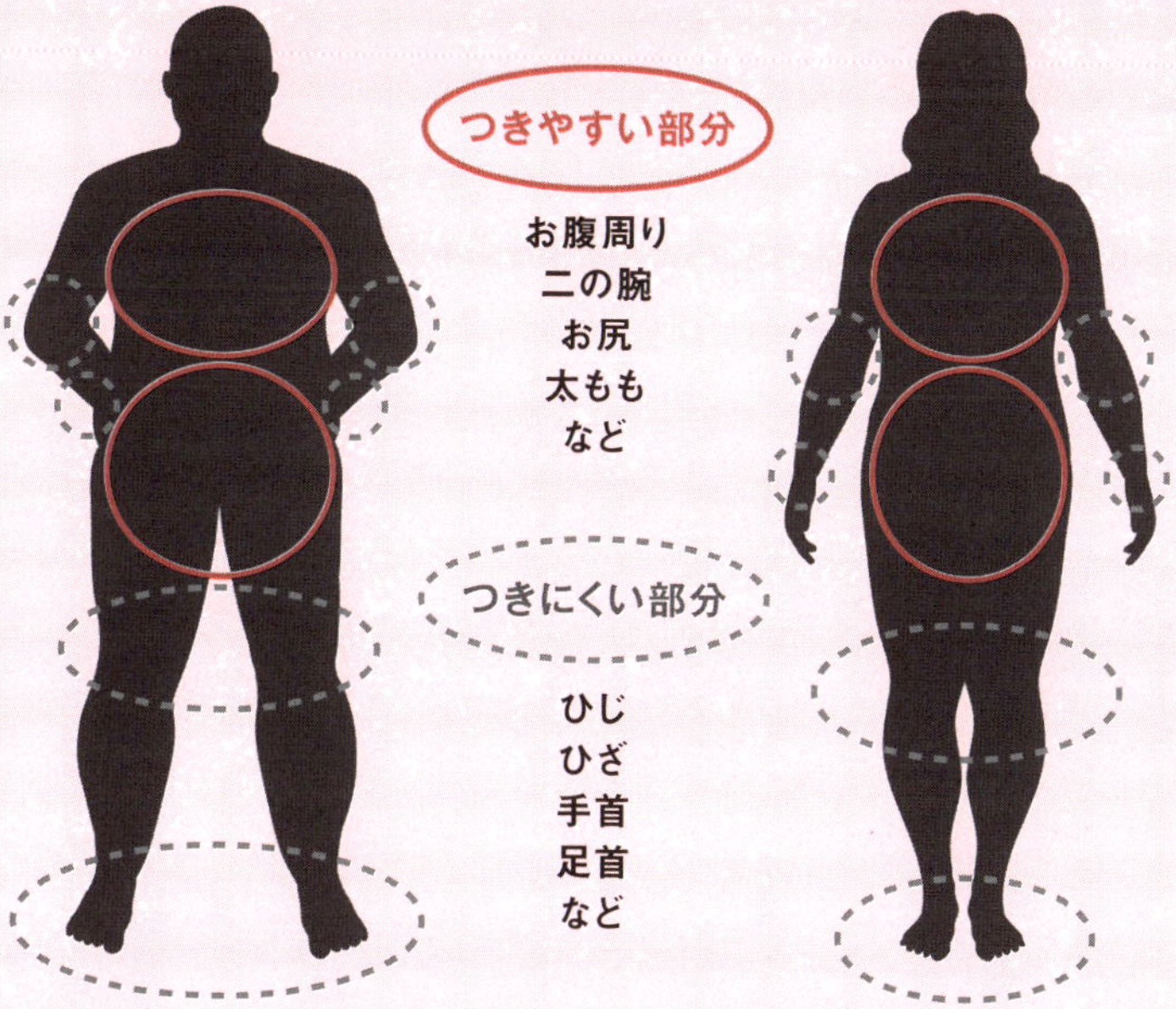

皮下脂肪は、お腹周りや二の腕、お尻、太ももなどにつきやすい。あまり動かさない柔らかい部分に脂肪が溜まるということ。

一方、ひじやひざ、手首や足首など、よく動かす部分には脂肪はつきにくい。手のひらなど皮膚が硬い部分もつきにくい場所。

内臓脂肪と皮下脂肪のつきやすさの違いは？

皮下脂肪 ………
つきにくく落ちにくい

出し入れしにくいことから
定期預金
にたとえられることも

……… 内臓脂肪
つきやすく落ちやすい

出し入れしやすいことから
普通預金
にたとえられることも

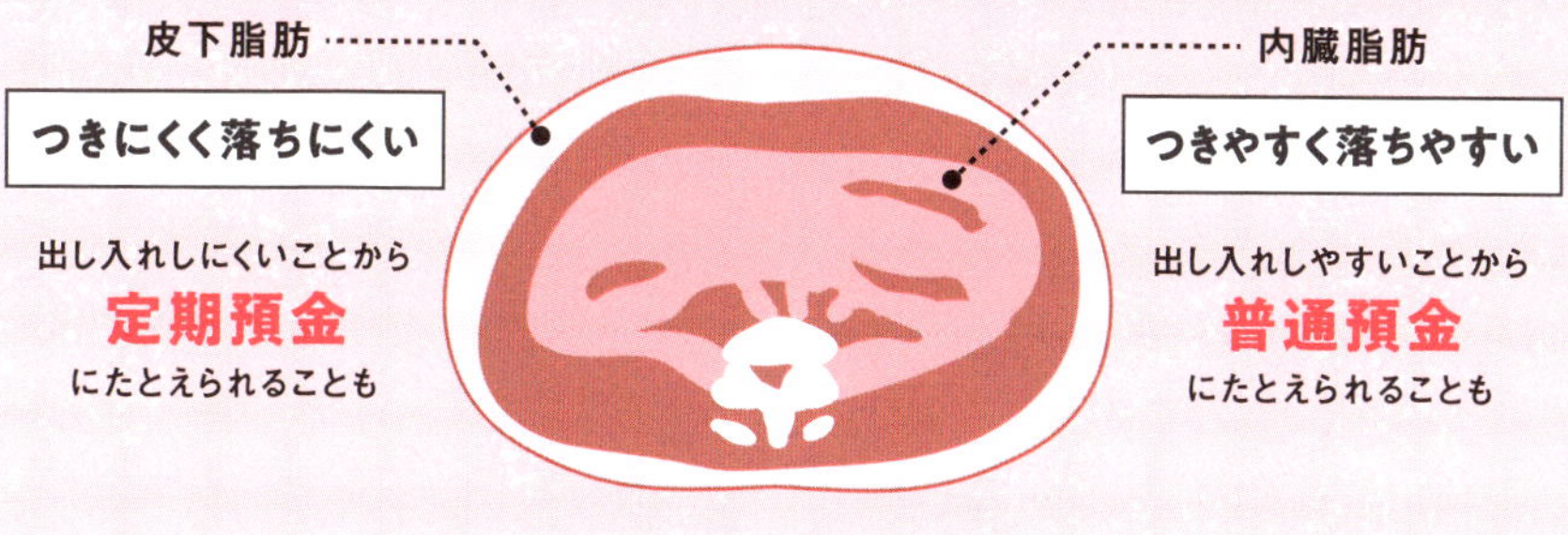

体脂肪が増えるのは 食べる量と消費量の問題

◎摂取エネルギーと消費エネルギー

体脂肪が増えてしまうのは食べ過ぎが原因に他ならないですが、それならばできるだけ食べないほうがいいのか、と言ったらそうではありません。人間は生きていくためにしっかりと食べ物からエネルギーを摂る必要があります。要は**生きるために消費するエネルギーと食べ物から得るエネルギーの収支が問題なのです。体が必要としている以上のエネルギーを摂れば、それは体脂肪となって蓄積してしまいます。**

それでは生きていくのに必要なエネルギーとはどんなものなのでしょうか？　私たちがエネルギーを消費する活動は代謝という言葉で表わされ、これは基礎代謝、生活活動代謝、食事誘導性代謝の3つに大別されます。基礎代謝は生きているあいだ常時行なわれる心臓の鼓動や呼吸などの活動、生活活動代謝は生活や運動などみずから体を動かす活動、食事誘導性代謝は食べたものを消化・吸収するための内臓の活動で消費されるエネルギーです。このうち、**自分の行動で自由に変えられるのは生活活動代謝だけですが、その消費エネルギーはとなりのページで示すように全体の30％程度に過ぎません。**「昨日の2倍活動した」と言って食事の量を2倍にすれば、明らかに摂取エネルギーがオーバーです。体脂肪が少しでも増え始めたら、摂取エネルギー過剰のサインと見ておきましょう。

消費エネルギーは3つの代謝に分けられる

基礎代謝

心臓を動かしたり呼吸をしたりといった基礎的な活動で消費されるエネルギー。起きているときも寝ているときもつねに消費される。

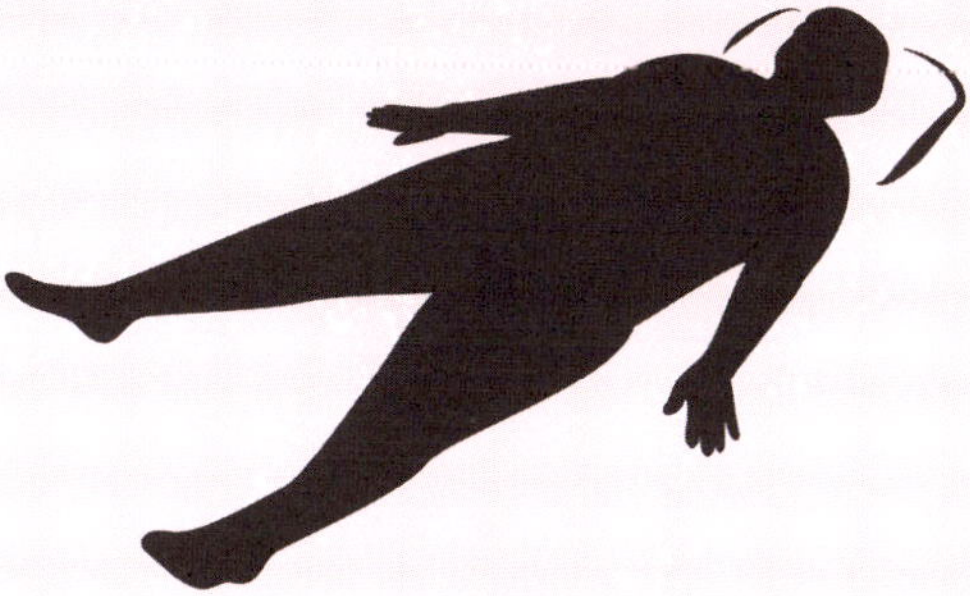

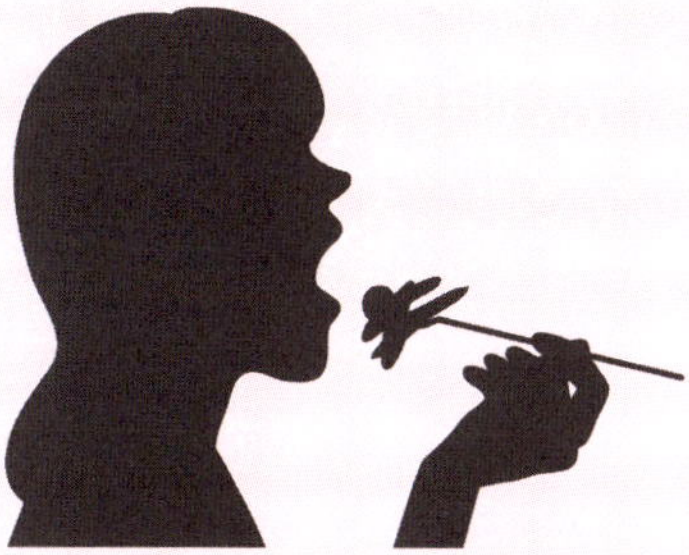

生活活動代謝

生活や運動など、みずから動く活動によって消費されるエネルギー。自分の行動次第で消費量を自由に変えられる。

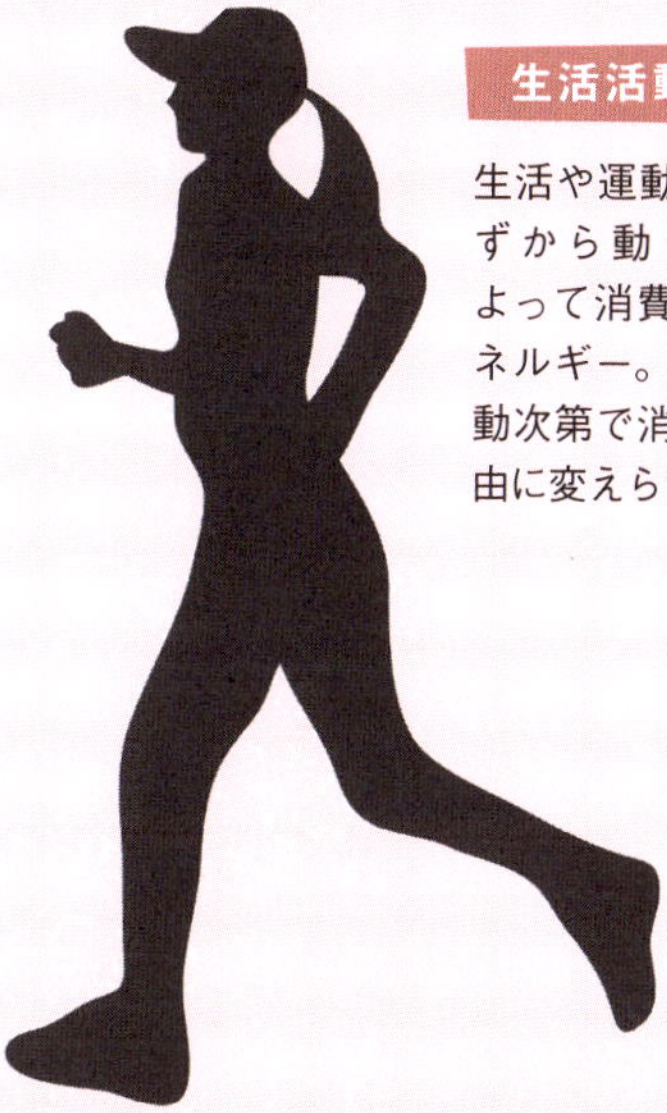

食事誘導性代謝

食べたものを消化・吸収するために消費するエネルギー。食べる内容や量によって消費量が変わってくる。

■消費エネルギーの内訳

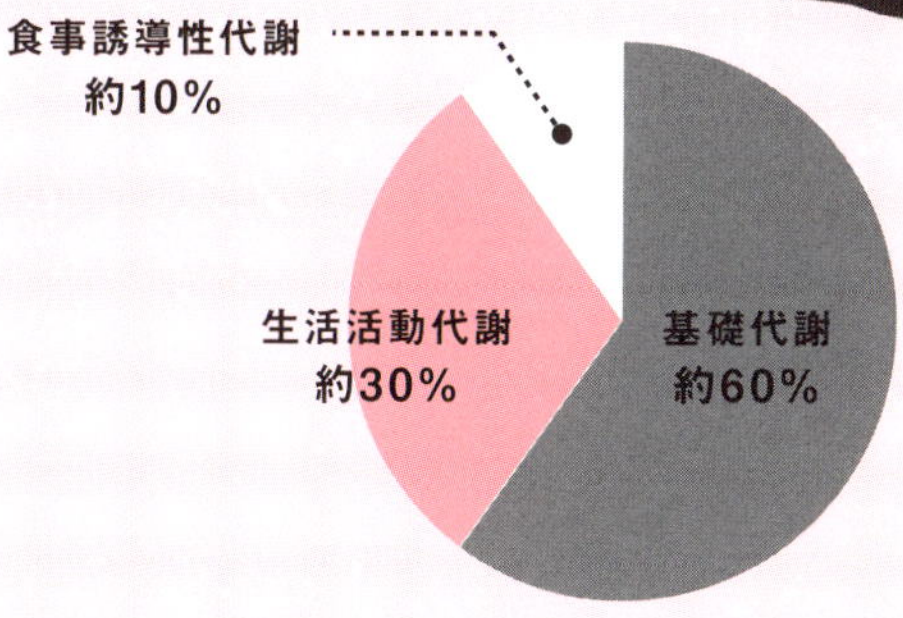

消費エネルギーの大半を占めるのは基礎代謝。生活活動代謝は活動内容次第だが、だいたい30%ほどとされる。食事誘導性代謝は全体の1割程度。

※厚生労働省「e-ヘルスネット」より。

やせるカギを握る〝基礎代謝〟

◎基礎代謝は年齢や体格で変わる

18ページで述べたように、人間の消費エネルギーの大半を占めるのは基礎代謝です。つまり、基礎代謝は食べたものが体脂肪となるかどうかを左右する重要な要素と言えます。ここでは基礎代謝について詳しく見ていきましょう。

基礎代謝は自分で意識しなくてもつねに消費され続けるエネルギーで、言ってみれば自動的に消費されるエネルギーです。**これは年齢によって変化し、成長とともにどんどん増えていき、10代後半をピークにあとは落ちていきます。**表では標準的な体重の場合の参考値を載せていますが、たとえば男性で17歳の人は1日の基礎代謝が1610kcalとなり、他に何の活動をしなくても毎日これだけのエネルギーを消費します。

この基礎代謝は体格によっても変わり、体が大きいほど消費エネルギーが増えます。大きな体を動かすにはそれだけエネルギーが必要になるわけです。ここで注目したいのは、筋肉は脂肪の約3倍もエネルギーを消費するということ。**脂肪よりも筋肉をつけることで効率よく基礎代謝が増え、エネルギー収支を改善できる**わけです。「体脂肪を減らすには運動を」とよく言われますが、それは運動によって直接エネルギーを消費するだけでなく、筋肉を鍛えることで基礎代謝を増やすという意味もあるのです。

年齢ごとの基礎代謝量

男性

年齢	基礎代謝量（kcal／日）※体重1kgあたり	基礎代謝量（kcal／日）※基準体重の参考値
1〜2歳	61	700
3〜5歳	54.8	900
6〜7歳	44.3	980
8〜9歳	40.8	1140
10〜11歳	37.4	1330
12〜14歳	31	1520
15〜17歳	27	1610
18〜29歳	24	1520
30〜49歳	22.3	1530
50〜69歳	21.5	1400
70歳以上	21.5	1290

女性

年齢	基礎代謝量（kcal／日）※体重1kgあたり	基礎代謝量（kcal／日）※基準体重の参考値
1〜2歳	59.7	660
3〜5歳	52.2	840
6〜7歳	41.9	920
8〜9歳	38.3	1050
10〜11歳	34.8	1260
12〜14歳	29.6	1410
15〜17歳	25.3	1310
18〜29歳	22.1	1110
30〜49歳	21.7	1150
50〜69歳	20.7	1100
70歳以上	20.7	1020

基礎代謝は年齢によって変わる。表内の数字は各年齢における標準体重の場合の参考値。これだけのエネルギー量が、とくに何の活動をしなくても毎日自動的に消費される。

基礎代謝を高めるには筋肉をつける

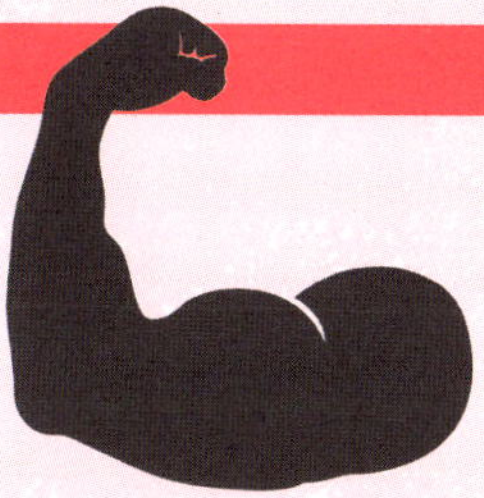

筋肉の基礎代謝量

1kgにつき1日あたり13kcal

脂肪の基礎代謝量

1kgにつき1日あたり4.5kcal

筋肉は脂肪の約3倍もエネルギーを消費！

基礎代謝は体重が多いほど増える。脂肪よりも筋肉のほうがエネルギーを多く消費するため、筋肉をつけると効率よく基礎代謝が上がる。

※厚生労働省「e-ヘルスネット」より。

体脂肪はつきやすく落ちにくい

◎体脂肪がつくメカニズム

「食べ過ぎると体脂肪が増える」とわかっていてもついつい食べ過ぎて体脂肪が増えてしまった……そんな経験はありませんか？　しかも体脂肪はいとも簡単につくわりに、落とそうと思ってもなかなか落ちない厄介なものです。なぜそうなのか、理由を知るには体脂肪がつくメカニズムを理解する必要があります。

まず、**食べたものは体内でブドウ糖に分解され、エネルギーとして消費されます。そして消費されなかったブドウ糖は筋肉や肝臓にグリコーゲンという形で貯蔵されます。それでも余ったブドウ糖は、脂肪細胞に中性脂肪として蓄えられます。**このグリコーゲンはすぐにエネルギーとして取り出せて便利なのですが、あまりたくさんは貯蔵できません。その点、脂肪細胞はエネルギーを取り出すには少し使い勝手が悪いものの、いくらでも貯められるのが長所。なので、グリコーゲンはすぐに使われ、脂肪細胞は貯蔵用として利用されるのです。

つまり体脂肪を減らすには、**筋肉や肝臓のグリコーゲンを使い果たし、脂肪細胞のエネルギーを使わざるを得ない状態にしないといけないわけです。**ちょっと運動した程度だとグリコーゲンだけで済んでしまいますので、脂肪を燃焼させるにはしっかり運動しないといけない……これが体脂肪が落ちにくい理由なのです。

食べたものが脂肪として溜まるまでの流れ

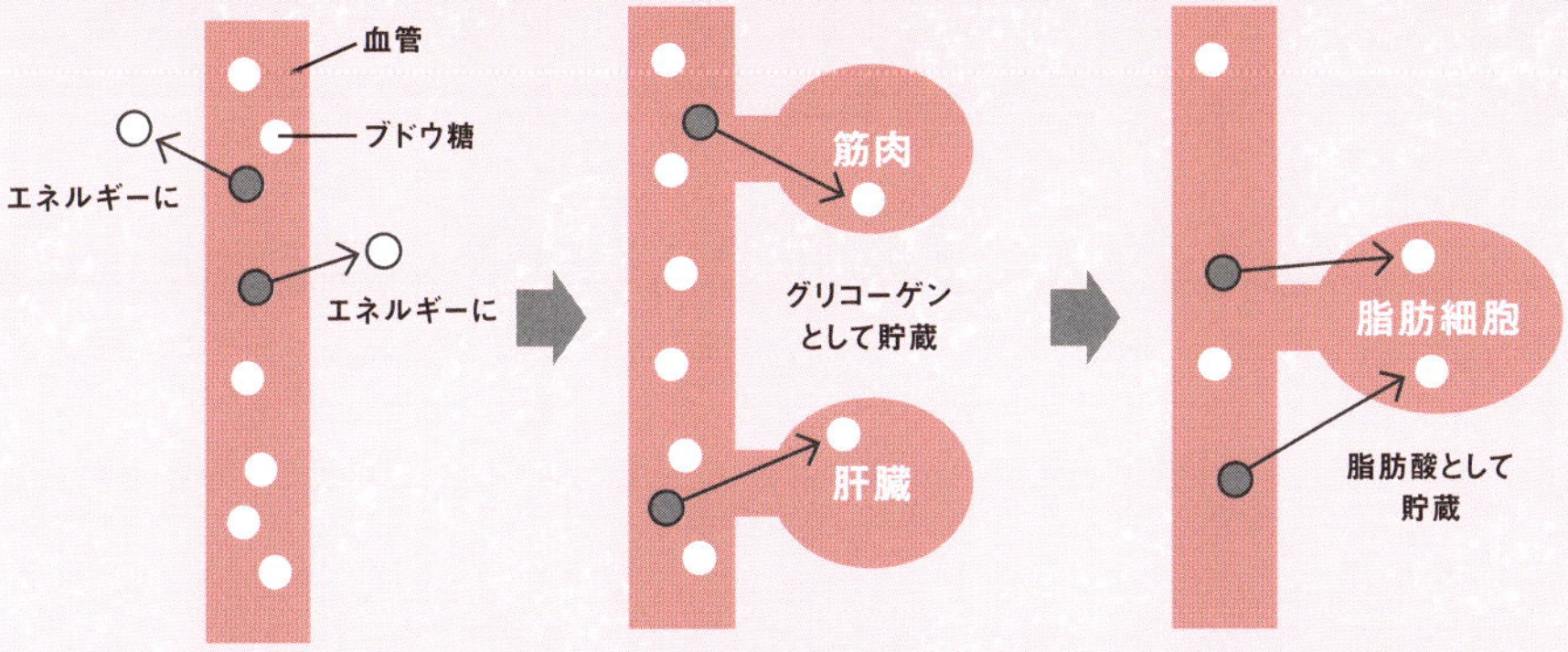

食べたものはブドウ糖に分解され、体の各所でエネルギーとして消費される。

使われなかったブドウ糖は筋肉や肝臓でグリコーゲンとしてある程度貯蔵される。

それでも余ったブドウ糖は脂肪細胞に中性脂肪として際限なく貯蔵される。

エネルギーが必要になったときの流れ

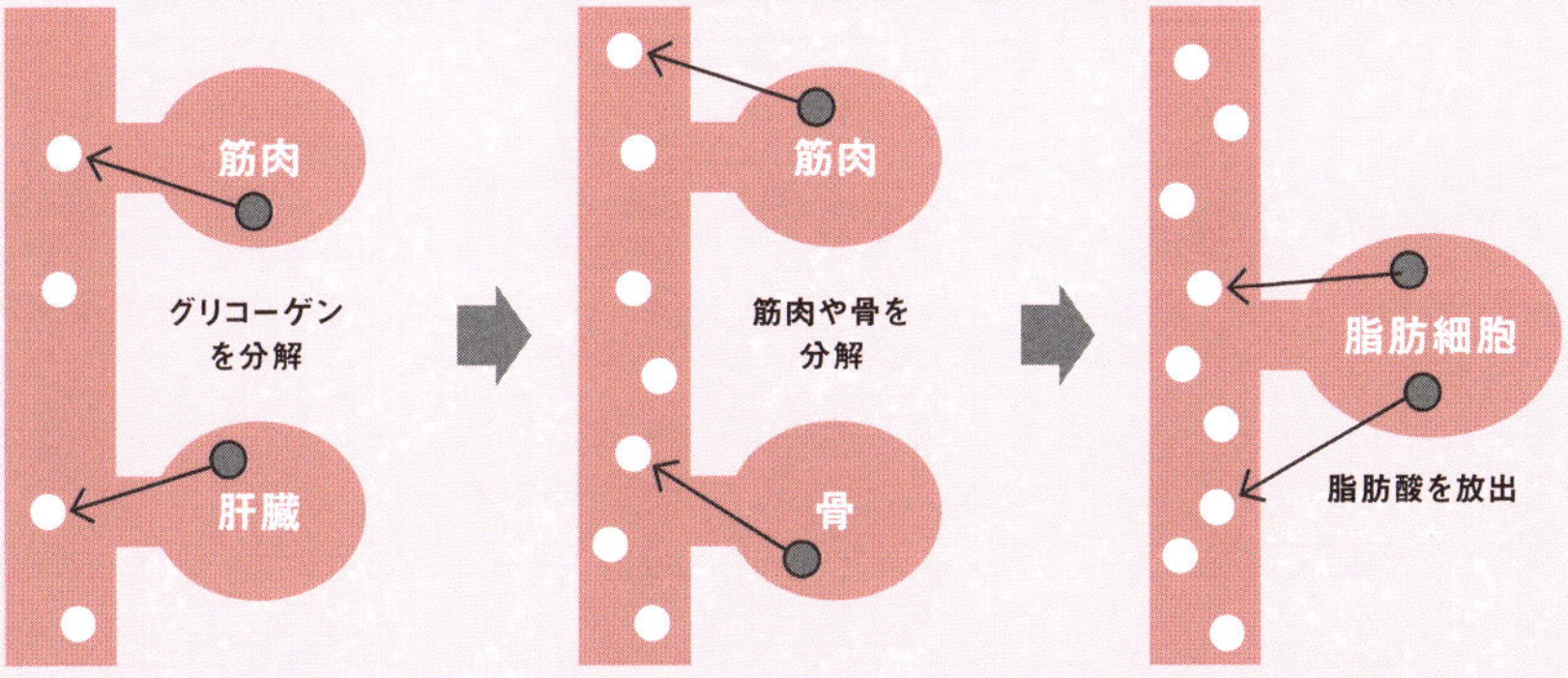

筋肉や肝臓に貯蔵されたグリコーゲンを分解してエネルギーとして放出する。

それで足りなくなると、筋肉や骨をアミノ酸に分解してエネルギーを作り出す。

最後に脂肪細胞に蓄えられた中性脂肪を分解し、脂肪酸として放出する。

体脂肪は飾りじゃない！体を動かす最強のエネルギー源

◎脂肪はエネルギーの宝庫

　余った栄養が体脂肪として蓄えられるのは、脂肪細胞がエネルギーの貯蔵に適しているからだけではありません。脂肪自体が効率いいエネルギーであることも大きな理由です。

　私たちが食べ物から得る栄養はおもに炭水化物、脂質、たんぱく質の3つですが、大きく分けるとこのうち**炭水化物と脂質はエネルギーとして使われ、たんぱく質は体を作るために使われます。**エネルギーとなる炭水化物と脂質をくらべると、炭水化物は1gあたり約4kcalのエネルギーを持っているのに対し、脂質は約9kcalものエネルギーを持っています。脂質をエネルギーとして蓄えれば、炭水化物を蓄えるよりずっと効率いいですよね。

　そのうえ炭水化物は体の中で水と結びつき、重量がさらに増します。その結果、同じ量のエネルギーを蓄えるのに脂質なら1gで済むところが炭水化物だと6gにもなってしまうのです。こうしたことから、炭水化物はすぐにエネルギーとして使われ、脂質は脂肪として効率よくエネルギーを貯めるのに使われるわけです。

　なお、**脂肪がエネルギーをたくさん蓄えていることは、逆に言うとそれだけエネルギーを消費しないと体脂肪は減らないということ**です。体脂肪が落ちにくい理由はここにもあるということを覚えておきましょう。

三大栄養素から得られるエネルギー

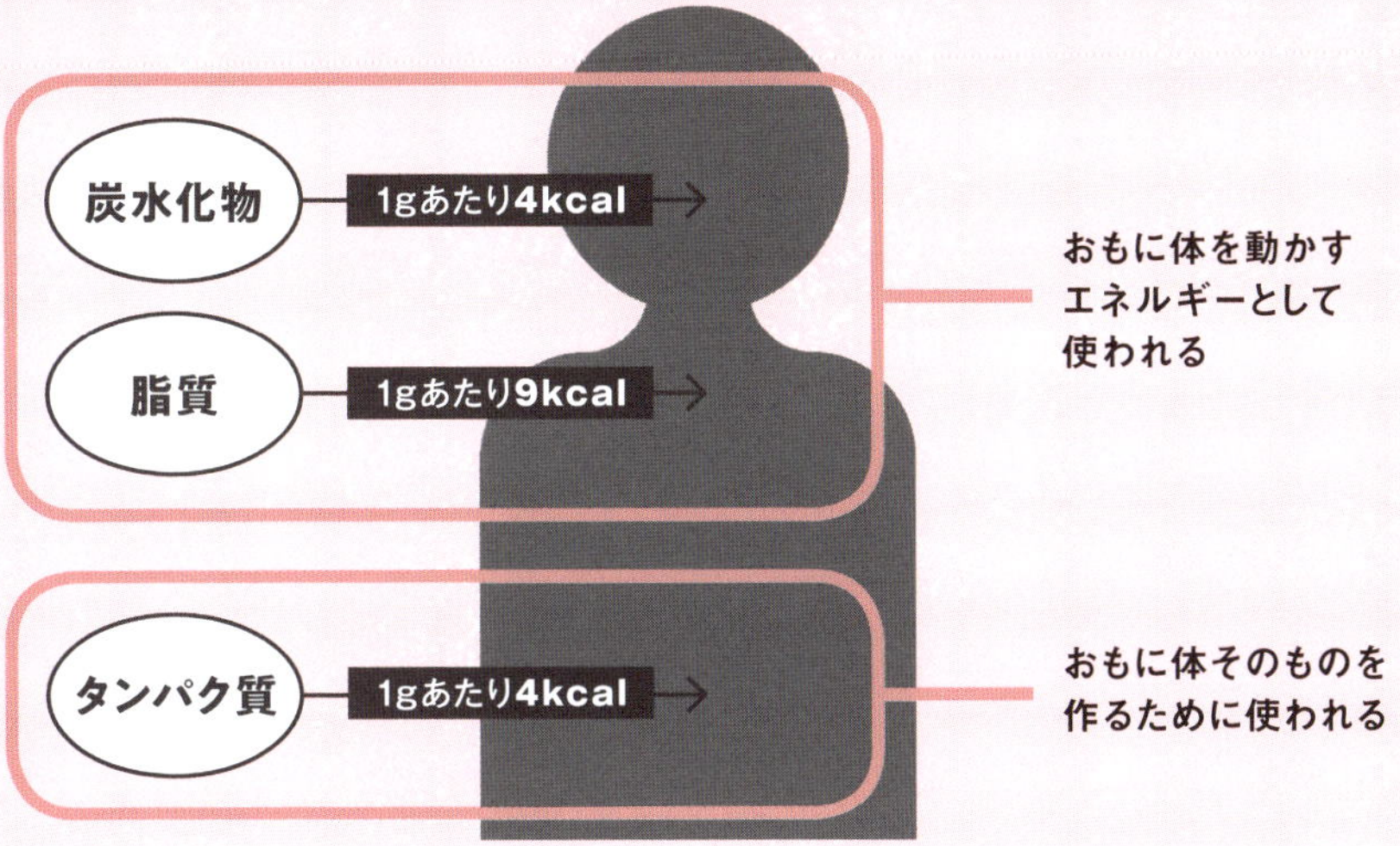

三大栄養素のうち、炭水化物と脂質は体を動かすエネルギーになり、たんぱく質は体を作るために使われる。１ｇあたりのエネルギーをくらべると脂質が圧倒的に高く、脂質は効率のいいエネルギーとして体の中に蓄えられやすい。

炭水化物と脂肪のエネルギー効率の違い

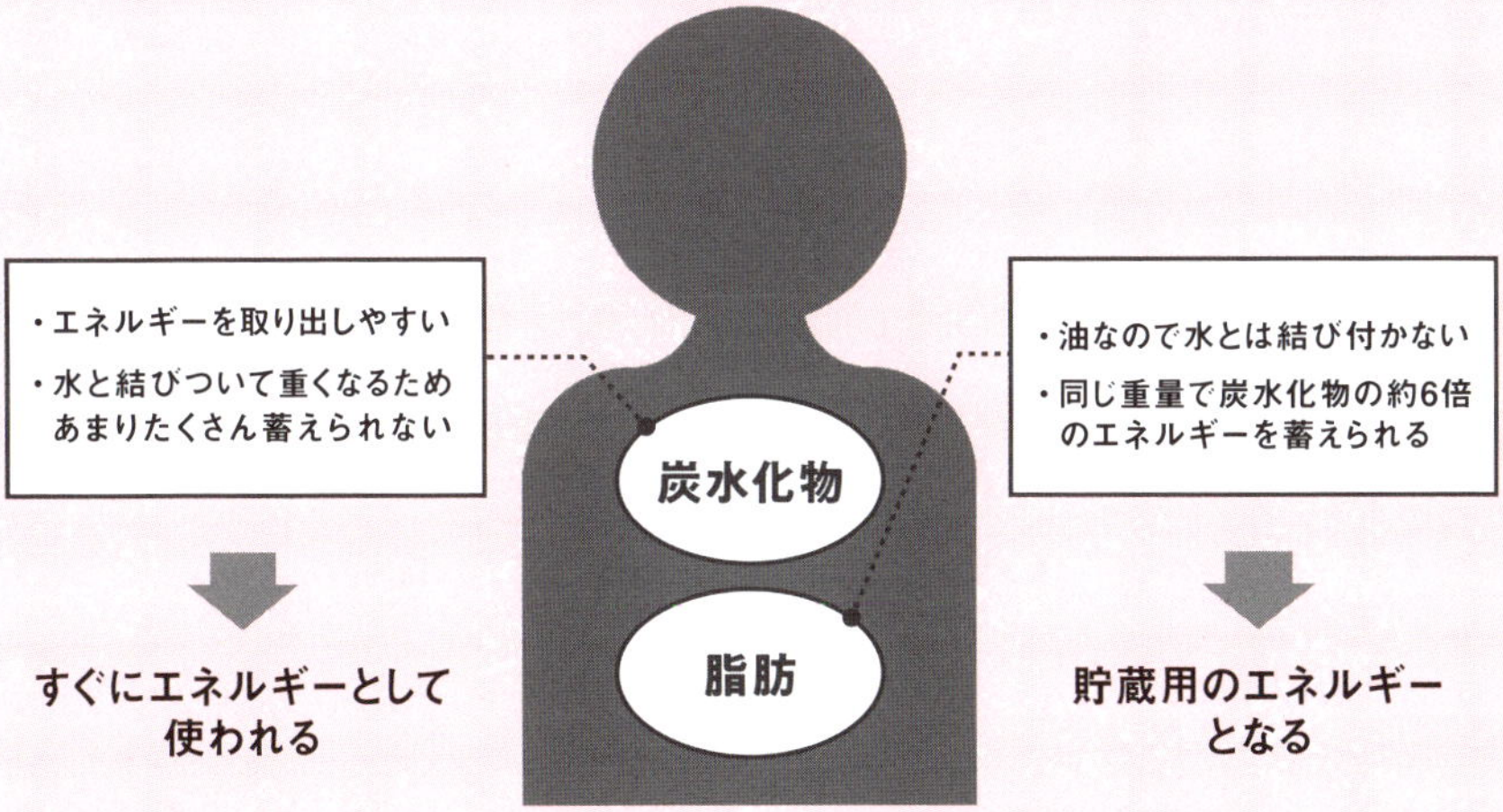

体脂肪がつく原因は 炭水化物？ 脂質？

◎低炭水化物vs低脂質ダイエット

「低炭水化物ダイエット」、あるいは「糖質制限」という言葉を聞いたことがありませんか？ 各国の研究から炭水化物と生活習慣病の関係が指摘され、炭水化物の摂取をできるだけ減らす生活が注目されたのがきっかけです。確かに**炭水化物は体内でブドウ糖に分解され、エネルギーとして使われなかった分は中性脂肪として蓄えられます。炭水化物の摂り過ぎが体脂肪の原因であることは間違いないでしょう。**

ただ、脂質の取り過ぎも同様に体脂肪の原因となります。脂質は体内で脂肪酸に分解され、使われなかったエネルギーはやはり中性脂肪として蓄えられます。結局のところ、炭水化物も脂質も体脂肪の原因であるわけです。米国医師会誌『ＪＡＭＡ』が２０１８年に発表した研究によれば、低炭水化物ダイエットと低脂質ダイエットを１年間くらべたところ、どちらも減量効果はあまり変わらなかったそうです。

なお、**炭水化物を極端に制限すると、体は危機を感じて「エネルギーは使うより貯める」という省エネモードになります。こうなると余計に体脂肪がつきやすくなってしまいます。**また、２０１１年には米国科学誌『ＡＪＣＮ』にて、低炭水化物・高たんぱく質の食事が大腸がんのリスクを高めることが指摘されました。炭水化物を減らし過ぎるのも問題と言えるでしょう。

炭水化物や脂質が体に取り込まれる流れ

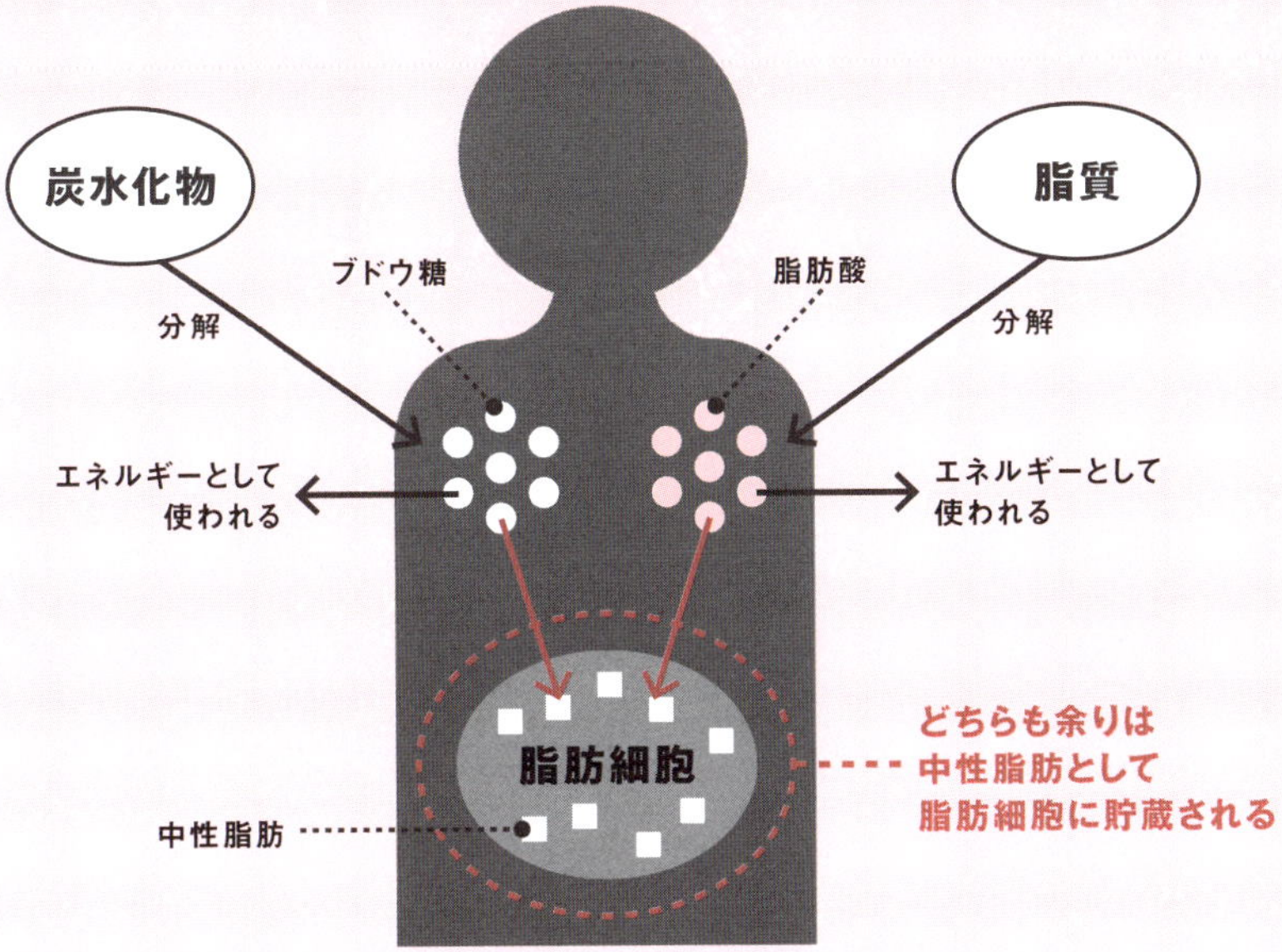

炭水化物を摂取すると体の中でブドウ糖に分解され、エネルギーとして使われなかった分は中性脂肪として脂肪細胞に蓄えられる。一方、脂質は脂肪酸に分解され、使われなかったエネルギーはやはり中性脂肪となる。どちらも結局は中性脂肪となるという点は同じ。摂り過ぎれば体脂肪を増やす原因となる。

大事なのは食べる総量

- 炭水化物の摂り過ぎは脂肪の増加に
- 脂質の摂り過ぎも脂肪の増加に
- どちらも摂り過ぎないことが大事

炭水化物と脂質のどちらかを制限すればいい、ということではなく、大事なのはどちらも食べ過ぎないようにすることである。

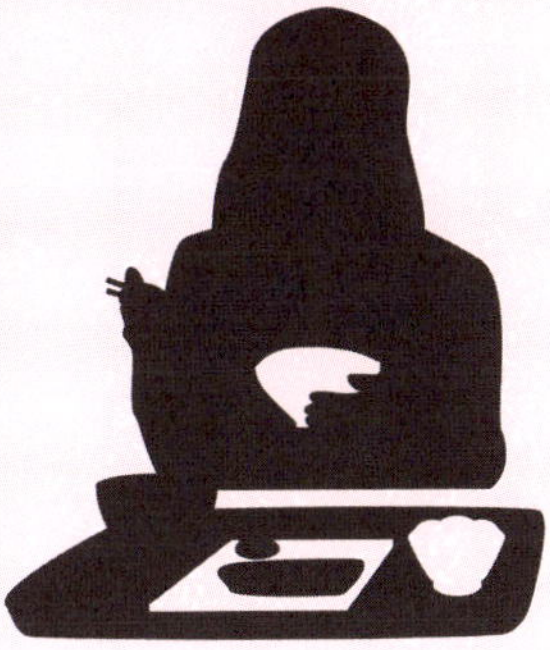

女性は男性より内臓脂肪がつきにくい？

◎女性ホルモンの特徴と効果

12ページで女性は男性にくらべて皮下脂肪が多い代わりに内臓脂肪がつきにくいことを述べました。なぜそうなるのかと言うと、それは女性ホルモンが関係しているためです。

女性ホルモンにはエストロゲン（卵胞ホルモン）とプロゲステロン（黄体ホルモン）とがあり、それぞれ排卵や妊娠をサポートする役割を果たしています。このうち**エストロゲンのほうは、皮下脂肪を厚くして女性らしい体つきを作り出し、逆に内臓脂肪をつきにくくする作用があります。**女性はこのホルモンのおかげで、男性とくらべて内臓脂肪がつきにくいのです。

ただ、閉経を迎えるとエストロゲンの分泌が減り、内臓脂肪がつきやすくなる点には注意が必要です。それでもエストロゲンは皮下脂肪からも分泌されており、閉経後でも男性のようには内臓脂肪はつきません。このように女性はエストロゲンによって守られているのです。

なお、エストロゲンはおもに排卵前に分泌されるホルモンで、排卵後はプロゲステロンの出番になります。プロゲステロンは胎児に栄養が行き渡るよう食欲を促進したり、その影響でイライラや眠気、肌荒れを引き起こしたりします。**ダイエットをする場合、心身ともに不安定になりやすい排卵後は避け、エストロゲンが十分に分泌される排卵前の時期がオススメです。**

女性ホルモンとその働き

■エストロゲン（卵胞ホルモン）

- 排卵と妊娠に向けて体を整える
- 卵胞や皮下脂肪から分泌される
- 皮下脂肪をつきやすくする
- 内臓脂肪の蓄積を抑える

■プロゲステロン（黄体ホルモン）

- 受精卵を着床しやすくする
- 妊娠状態を維持する
- 排卵後に卵胞から分泌される
- 心身に不安定な影響を与える

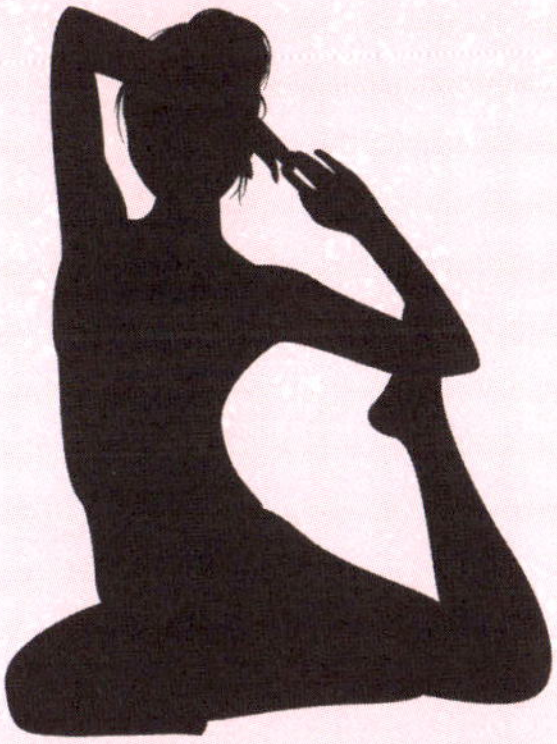

ふたつのホルモンがバランスよく分泌されることで女性としての体の機能を維持し、女性らしい体つきを作り出している。

女性のホルモン周期

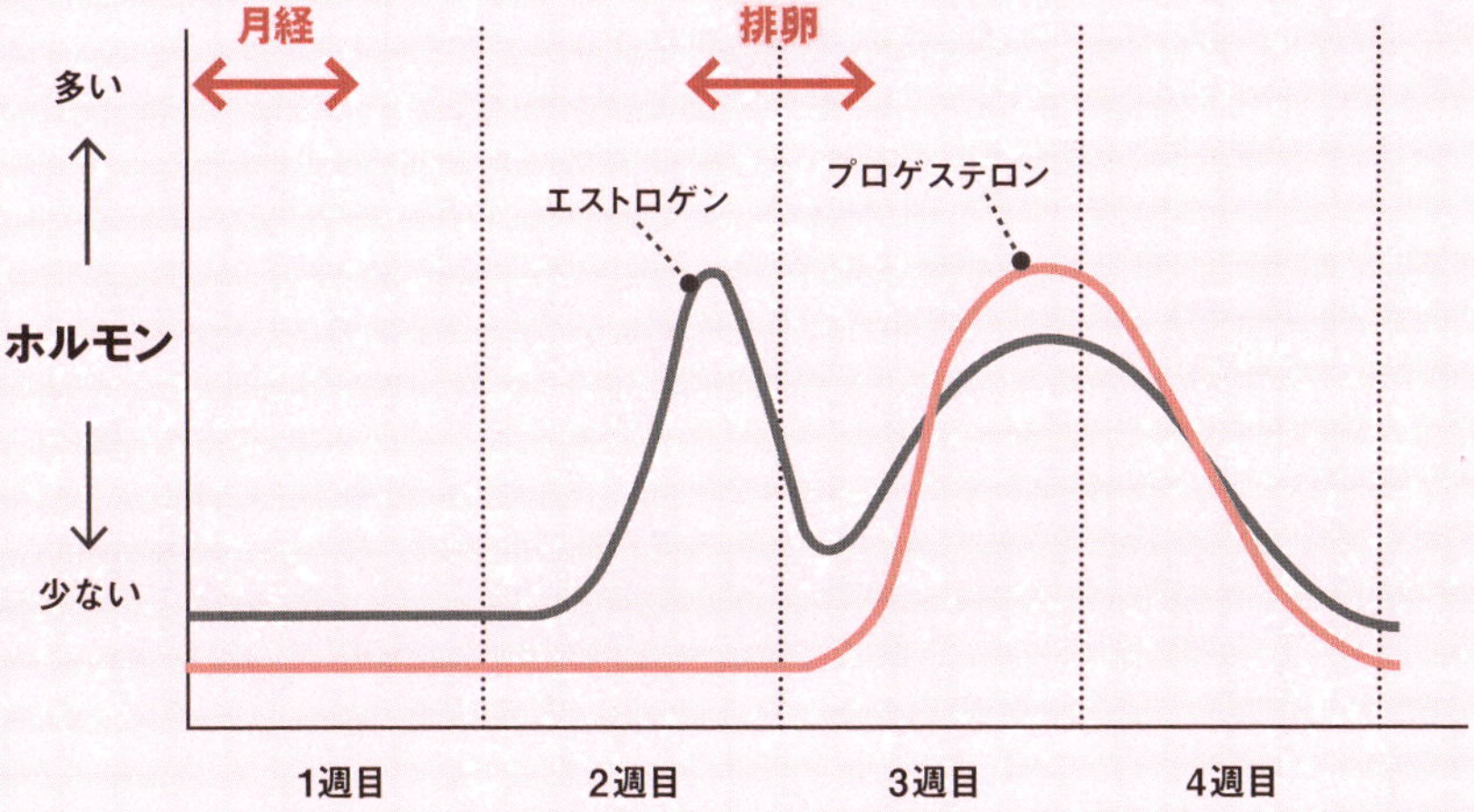

※月経開始を1日目として28日周期の場合の例。

男性が年齢を重ねると ポッコリおなかになってしまう理由

◎男性らしさを作り出すテストステロン

女性が女性ホルモンの働きで内臓脂肪がつきにくいのに対し、男性は残念ながら内臓脂肪がつきやすいのは否めません。たとえば肥満と判定される腹囲は男性が85ｃｍ以上、女性が90ｃｍ以上と女性のほうが基準が緩めですが、これは内臓脂肪の量が同じくらいになるレベルで区切ったためです。つまり、同じ腹囲なら女性のほうが内臓脂肪が少ないということです。

ただ、男性にも体脂肪がつきにくくなる男性ホルモンがあるにはあります。**男性ホルモンのテストステロンは、筋肉を発達させて男性らしい体をつくり、体脂肪を燃焼させる働きを持っています。**ところがこのホルモンは20代をピークに落ちていき、その働きがどんどん失われていくのです。20代の頃は暴飲暴食をしても何ともなかったのに40代になってからはお腹がポッコリと出てしまう……それはテストステロンの減少が関係していると考えられます。

また、テストステロンはストレスを受けることでも分泌が減ってしまうとされています。**ストレスを受けるとコルチゾールというホルモンが分泌されますが、コルチゾールが増えるとテストステロンが減ってしまうのです。**年齢に加えてストレスでも分泌量が落ちてしまうのですから、働き盛りでストレスも多い中年以降の男性は簡単に内臓脂肪がつきやすいのです。

男性ホルモン（テストステロン）の働き

■テストステロンの働き

- 筋肉を発達させる
- 体脂肪を燃焼させて蓄積を抑える
- 冒険心や競争心を促進する
- おもに精巣から分泌される

しかし！

テストステロンは加齢とともに低下
ストレスを受けることでも低下

⬇

働き盛りの40～50代は
内臓脂肪がつきやすくなる傾向も

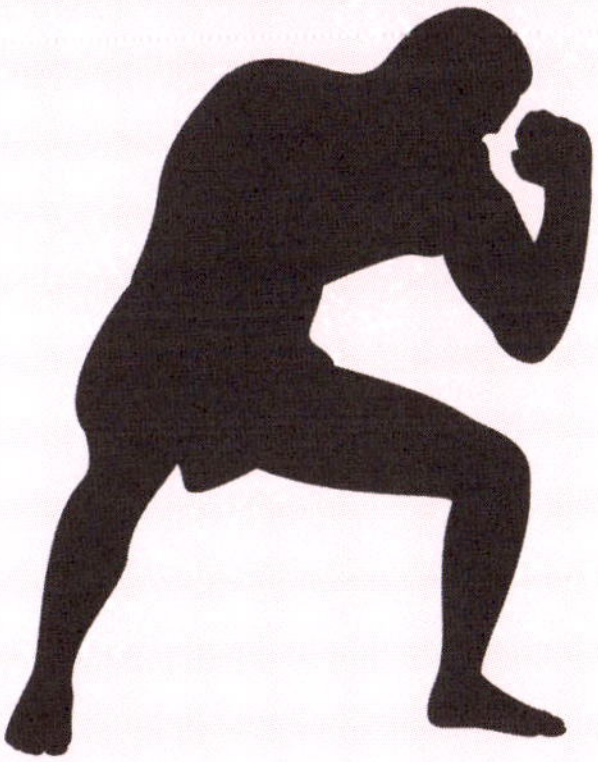

筋肉を発達させて男性らしい体を作り出すとともに、エネルギー消費を促進して体脂肪を燃焼させる。

ストレスホルモン（コルチゾール）は体脂肪の増加につながる

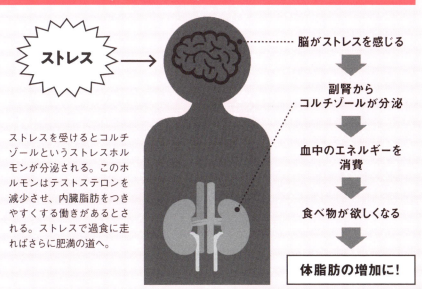

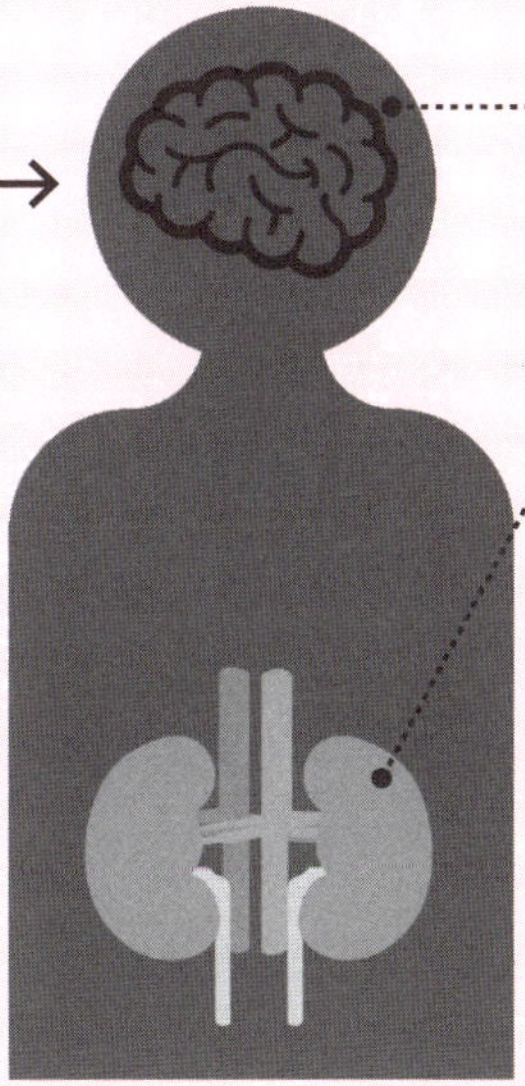

脳がストレスを感じる

⬇

副腎から
コルチゾールが分泌

⬇

血中のエネルギーを
消費

⬇

食べ物が欲しくなる

⬇

体脂肪の増加に！

ストレスを受けるとコルチゾールというストレスホルモンが分泌される。このホルモンはテストステロンを減少させ、内臓脂肪をつきやすくする働きがあるとされる。ストレスで過食に走ればさらに肥満の道へ。

日本人は内臓脂肪がつきやすい民族？

◎日本人と白人の内臓脂肪量を比較

日本人は欧米人とくらべるとスリムな人が多く、肥満の少ない民族のように見えます。しかしそのわりに糖尿病などの生活習慣病が多く、内臓脂肪に原因があるのではないか、と言われてきました。そこで日本人と白人の内臓脂肪を比較する研究が行われました。

この研究では、日本人と白人を腹囲によって4グループに分け、同じ腹囲のグループ同士をくらべています。すると、どのグループでも**日本人のほうが皮下脂肪量が少なく、代わりに内臓脂肪量が多いという結果が出た**のです。

このことから、日本人は同じ体格の白人とくらべて、内臓脂肪が多くて生活習慣病のリスクが高い、ということが言えます。世界ではＢＭＩ30以上を肥満としているのに対し、日本ではもっと厳格にＢＭＩ25以上を肥満としているのは、こうした理由があるからです。簡単に言ってしまえば、**白人のＢＭＩ30と日本人のＢＭＩ25が内臓脂肪の量としては同じくらい、と考えていいでしょう。**これは日本人だけでなくアジア人全体に共通することです。

なぜ違いが出るのかは定かではありませんが、もともと狩猟民族で肉をたくさん食べていた白人と農耕民族で農作物を中心に食べていた日本人という違いが、体脂肪のつき方に影響しているのではないかと考えられています。

日本人男性と白人男性の内臓脂肪比較

■日本人男性

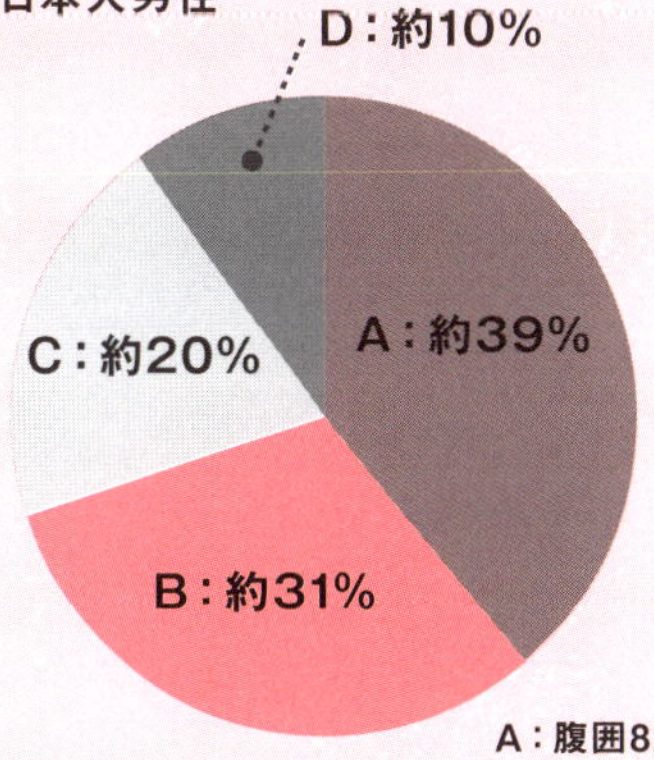

■白人男性

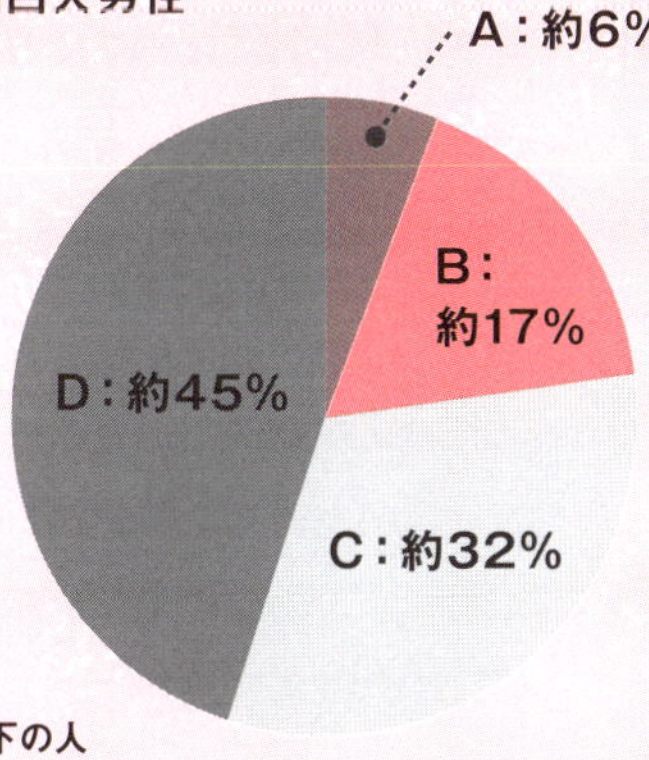

A：腹囲82.80cm以下の人
B：腹囲82.85～88.85cmの人
C：腹囲88.90～96.75cmの人
D：腹囲97cm以上の人

■皮下脂肪量の比較

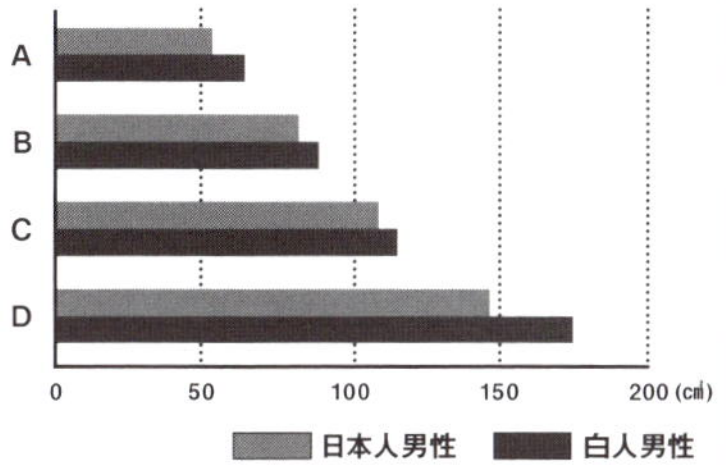

腹囲ごとに分けたグループA～Dのいずれにおいても、日本人のほうが白人より皮下脂肪量が少ないという結果が出た。

■内臓脂肪量の比較

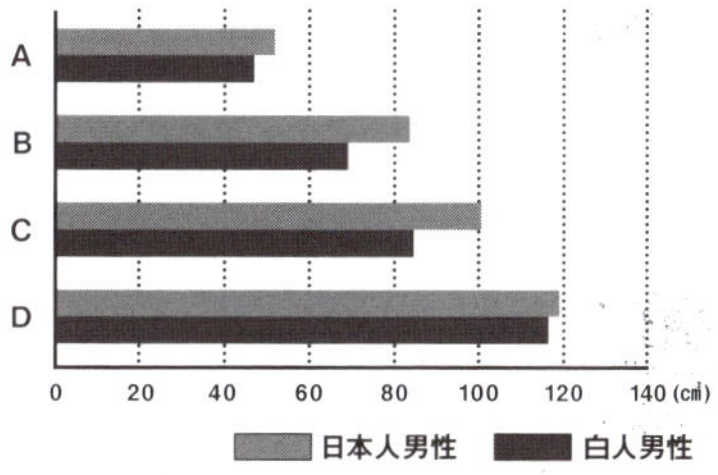

内臓脂肪量は逆にすべてのグループで日本人のほうが多い。同じ腹囲なら日本人は生活習慣病などのリスクが高いことに。

結論

- 日本人男性は白人男性より腹囲の低い人が多い
- 日本人男性は白人男性より皮下脂肪量が少ない
- 日本人男性は白人男性より内臓脂肪量が多い

※データは循環器疫学サイト「epi-c.jp」の研究より。

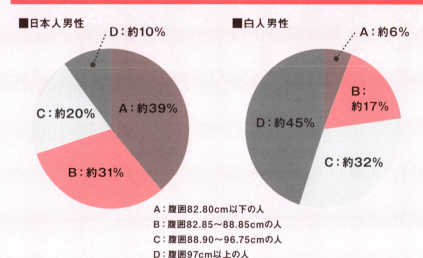

1章チェックポイント

体脂肪は生きていくうえで大事なもの
でも増え過ぎると肥満になる

P.6～9

体脂肪には皮下脂肪と内臓脂肪がある
リスクが高いのは内臓脂肪

P.10～13

体脂肪は摂取エネルギーが
消費エネルギーより多いから増える

P.18～21

体脂肪は効率のいいエネルギー
だからこそ体は脂肪を溜め込む

P.22～25

日本人は内臓脂肪がつきやすい
とくに男性は女性よりもつきやすい

P.28～33

体脂肪は生きていくうえで欠かせない大事なものですが、増え過ぎると肥満になってしまいます。体脂肪はどんな特徴を持っているのか、そしてなぜ増えてしまうのか。体脂肪を落としたい人は、まずこの章で体脂肪の基礎を知ってください。

第2章

体脂肪と病気の関係

肥満はさまざまな病気を招く

◎疾患に加えて体への負荷も高まる

食べ過ぎは体脂肪の増加につながり、やがて肥満へと至ります。肥満になりたくない、あるいは肥満を解消したい、と思っている方も多いでしょう。肥満がそれだけ敬遠されるのは、見た目が悪いだけでなく、疾患をはじめとしたさまざまな悪影響があるからです。

肥満を原因とする疾患としては、高血圧や脂質異常症、糖尿病などさまざまな生活習慣病が挙げられます。これらは脂肪細胞から分泌される悪い物質がおもな原因です。脂肪細胞からはいい物質（善玉物質）と悪い物質（悪玉物質）が分泌されていて、通常はそのバランスが取れているのですが、脂肪細胞が多くなると悪玉物質の分泌量が増えてしまうのです。とくに内臓脂肪の増加によって悪化していきます。

それともうひとつ、**肥満は病気を引き起こすだけでなく、体が膨れて重くなること自体も問題です。腰やひざに大きな負担がかかり、骨に異常が発生することもあります**。また、体脂肪が内臓や気管などを圧迫して、内臓の働きや呼吸に支障をきたす場合もあります。

このように肥満はさまざまな悪影響を引き起こし、いいことはほとんどありません。38ページからその悪影響について詳しく説明していきますので、これを読んでぜひ肥満を避ける生活習慣を心掛けるようにしてください。

肥満による悪影響

体脂肪で体が重くなる

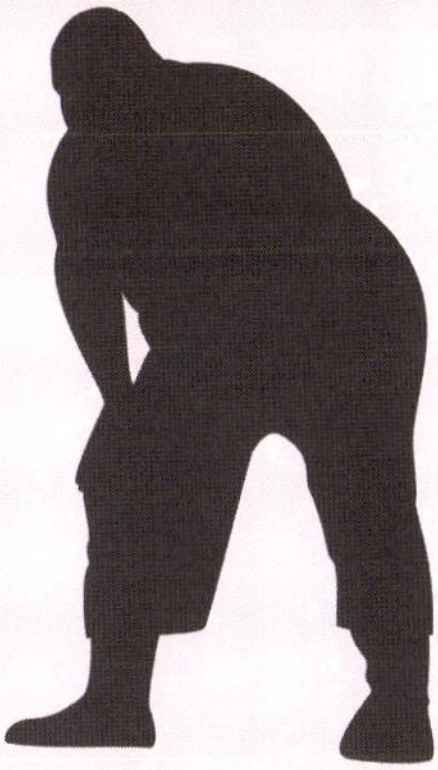

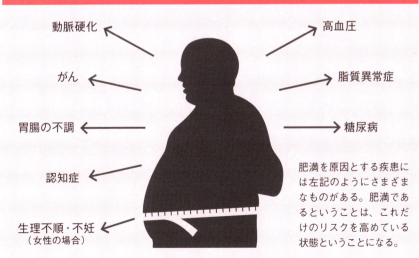

体脂肪がつくと体が膨れて重くなる。それによってとくに負担のかかる腰やひざを痛めたり、内臓を圧迫してその働きを悪くしたりする。

脂肪細胞からの分泌物が悪化

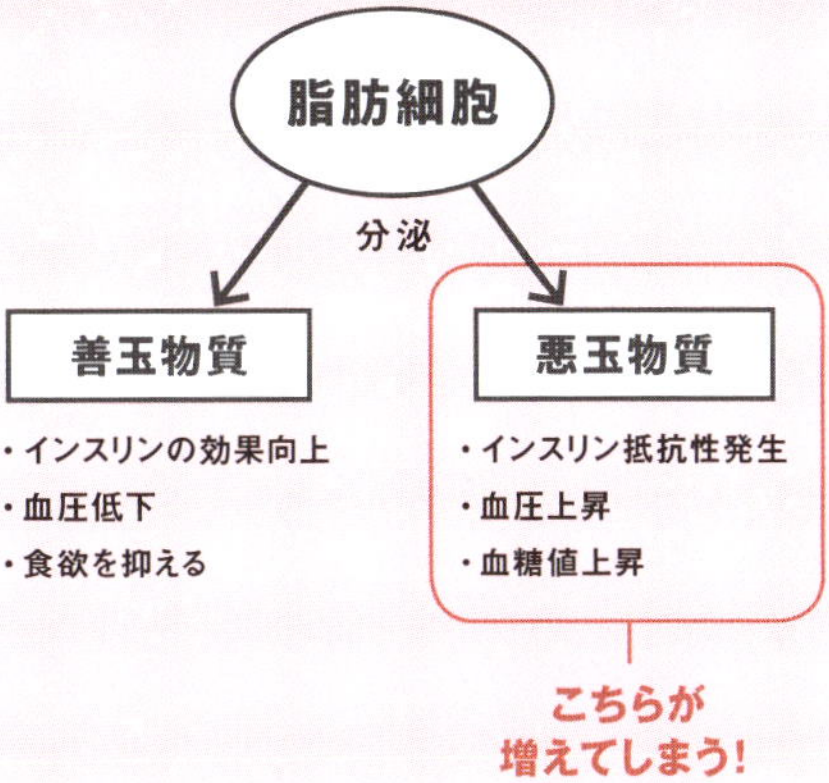

脂肪細胞からは善玉物質と悪玉物質が分泌されている。通常は両者はバランスよく混在しているが、体脂肪が増加すると悪玉物質が増えて疾患の原因を作り出す。

肥満はさまざまな疾患の温床に

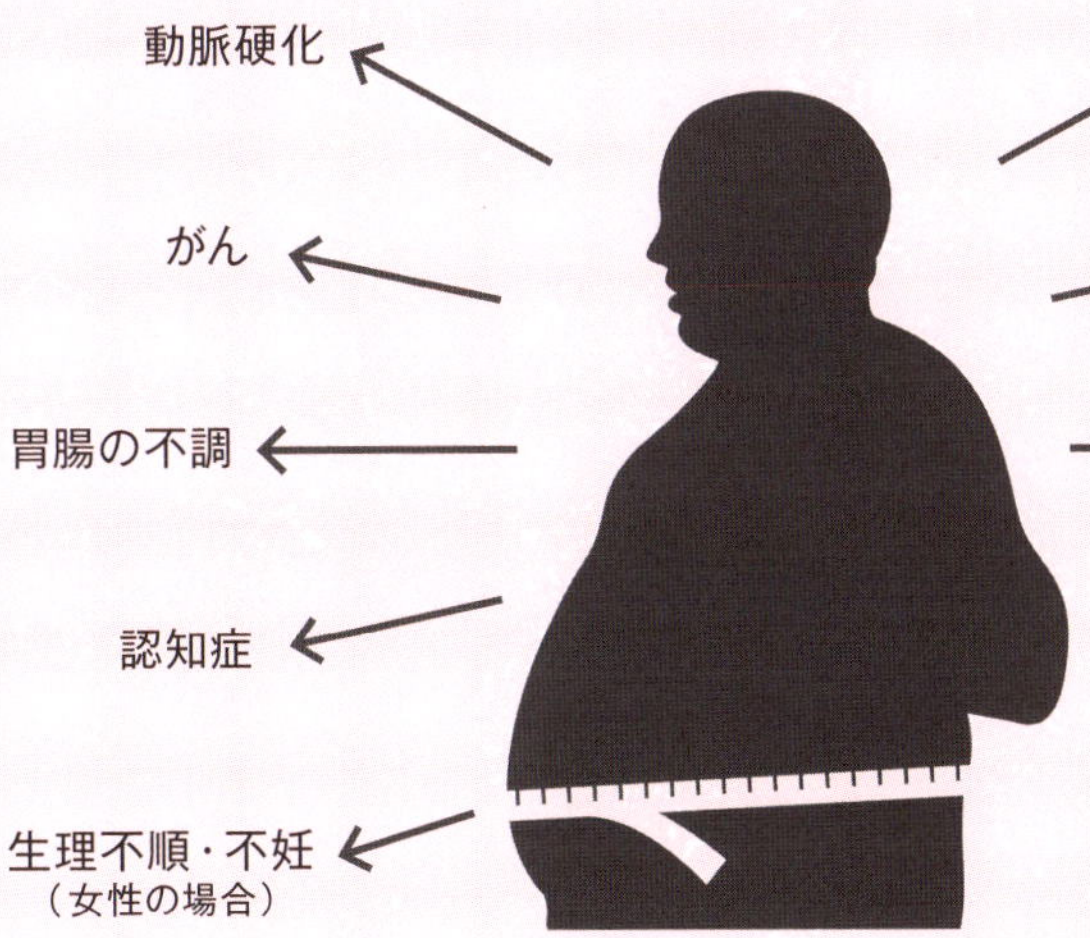

肥満を原因とする疾患には左記のようにさまざまなものがある。肥満であるということは、これだけのリスクを高めている状態ということになる。

肥満の悪影響①

高血圧

◎塩分の摂り過ぎだけが原因じゃない

高血圧と言うと「塩分の摂り過ぎが原因」というイメージが強いでしょう。確かに日本人は昔から塩分の多い食事をよく摂っていたため、高血圧の人がたくさんいました。最近では健康意識の高まりもあって塩分の摂取量は減ってきていますが、それでも塩分の摂り過ぎを原因とする高血圧はまだまだ多いようです。

その一方で、**最近は肥満が原因の高血圧が、とくに若年・中年の男性に増えています。**なぜ肥満が高血圧につながるのかと言うと、肥満によってインスリンが過剰分泌されることが、原因のひとつとして考えられています。

インスリンは血液中のブドウ糖をエネルギーとして使うのを助けるホルモンですが、内臓脂肪が増えてくると効き目が悪くなってきます。そこで体はインスリンをたくさん分泌してカバーしようとします。こうして**血液中のインスリン濃度が高くなると、ナトリウムを排泄しにくくなったり血管が収縮したりして血圧が上がってしまいます。**塩分を摂り過ぎていなくても、肥満が原因で高血圧になりやすいのです。

なお、高血圧の診断基準は、最高血圧が１４０ｍｍＨｇ以上、または最低血圧が90ｍｍＨｇ以上です。血圧が高くなっても自覚症状はほとんどないので、毎年しっかり健康診断を受けて血圧をチェックしておくことが大事です。

内臓脂肪が増えて高血圧になる流れ

正常な状態　　　　**内臓脂肪が増えると……**

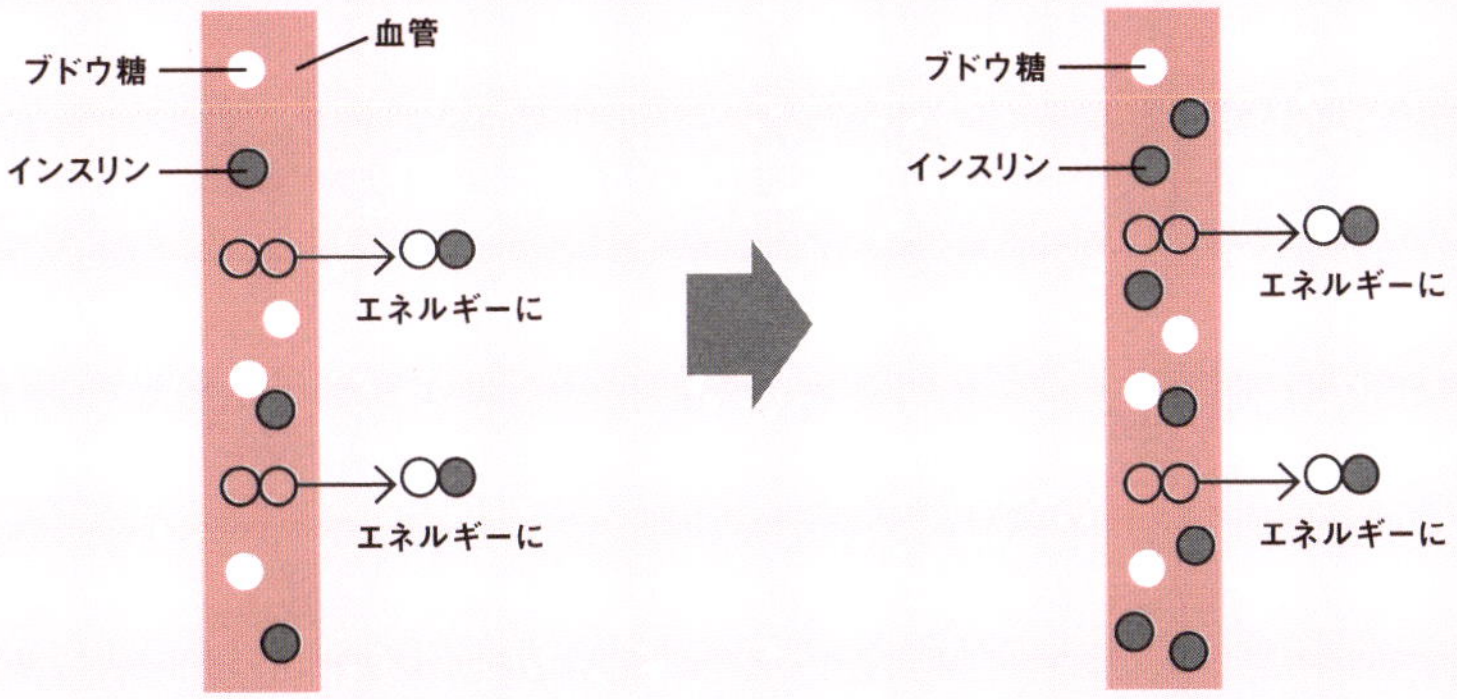

インスリンによりブドウ糖が運ばれ
エネルギーとして使われる

インスリンの効き目が悪くなりインスリンが大量に分泌される

インスリンが高濃度になる

ナトリウムの排泄能力が低下

高血圧になる!

内臓脂肪が増えて肥満になるとインスリンの効き目が悪くなり、それを補うためにインスリンが過剰に分泌されるようになる。そしてインスリンが高濃度になるとナトリウムの排泄機能の低下などが起こり、血圧が上がる。こうして肥満が高血圧へとつながる。

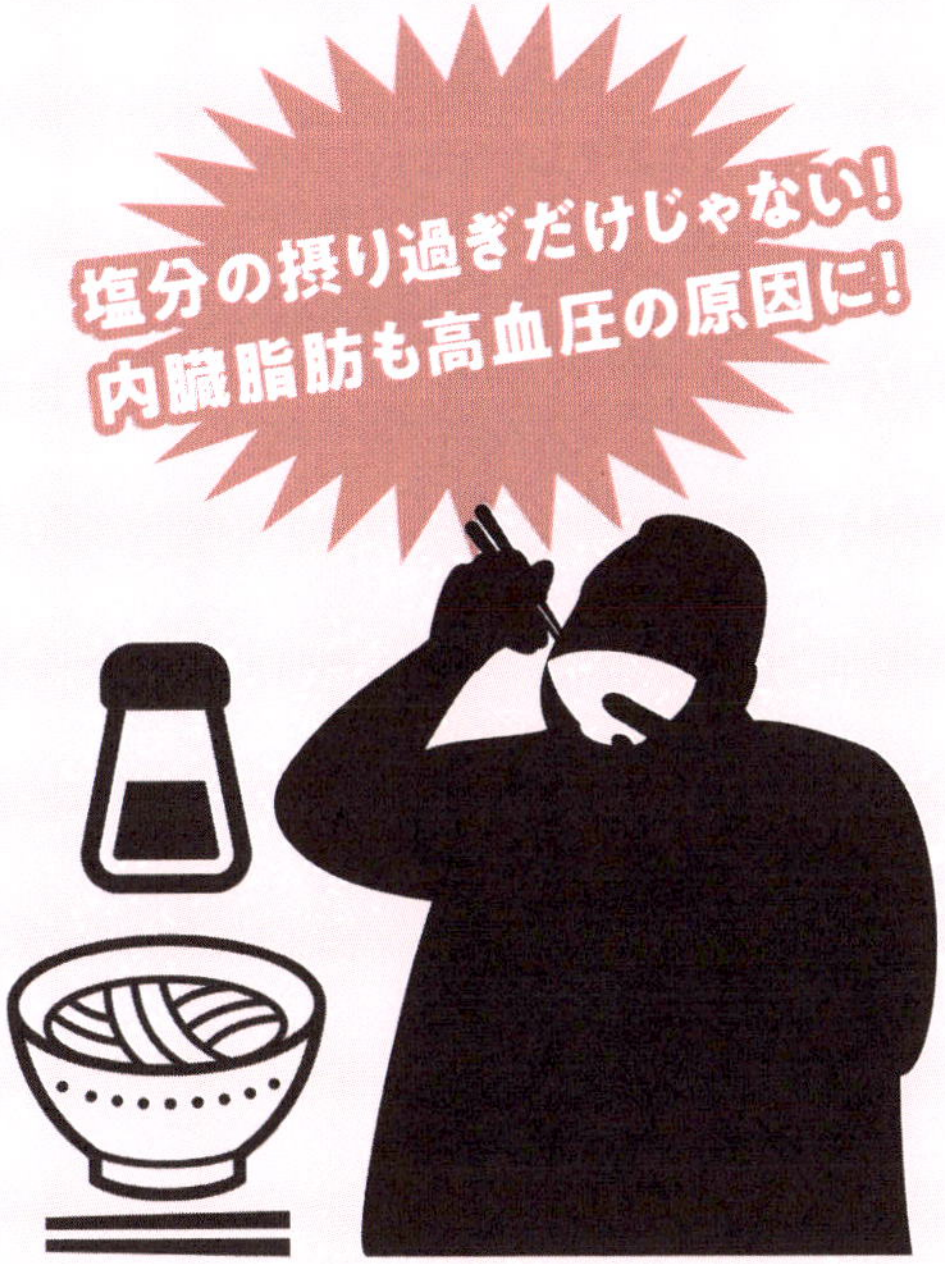
塩分の摂り過ぎだけじゃない!
内臓脂肪も高血圧の原因に!

肥満の悪影響②
糖尿病

◎インスリンが高血糖の原因に

糖尿病は言わずと知れた代表的な生活習慣病です。**糖尿病とは高血糖が慢性的に続く状態のことで、網膜症、腎症、神経障害の三大合併症をともなう危険性が知られています。**糖尿病を一度発症すると以後はずっと病状とつき合う生活になるため、糖尿病にならないよう日頃から予防しておくことが大事になります。

さて、肥満がどうして糖尿病につながるかと言うと、高血圧の場合と同じくインスリンの働きが関係しています。内臓脂肪が増えるとインスリンの効き目が悪くなり、それを補うためにインスリンが過剰に分泌されますが、この状態が続くとやがて**すい臓が疲れてインスリンの分泌量が低下してしまいます。するとブドウ糖がうまく使われず血液中に溜まるようになり、糖の溢れた高血糖状態になってしまうのです。**

糖尿病の判定基準は、つぎのページにあるように血糖値とＨｂＡ１ｃがもとになります。血糖値だけだと食事の前後で大きく数値が変わるため、過去1～2ヵ月の血糖変動が現われるＨｂＡ１ｃの値も併せて診断するわけです。

なお、日本人は欧米白人とくらべて善玉物質のアディポネクチンを十分に分泌できない人が多く、インスリンの分泌量も少ないうえ、内臓脂肪が多いというハンデがあります。それだけ糖尿病になりやすいと覚えておきましょう。

内臓脂肪の増加から糖尿病に至る流れ

内臓脂肪が増えると……

脂肪細胞

分泌

アディポネクチン

・代表的な善玉物質
・インスリンの働きを助ける

こちらが低下

TNF-α

・代表的な悪玉物質
・インスリンの働きを悪くする

こちらが増えてしまう!

インスリンの効き目が悪くなり、血液中にブドウ糖が溜まってしまう ＝ 高血糖

以下の基準を満たすと糖尿病と判定される

判定項目	正常型	糖尿病型
空腹時の血糖値	110mg／dl未満	126mg／dl以上
空腹時以外の血糖値	ー	200mg／dl以上
HbA1c※	ー	6.5%以上

※血液中のヘモグロビンのうち糖化したヘモグロビンの割合。過去1～2ヶ月の血糖変動がわかる
※データは厚生労働省「e-ヘルスネット」より。

日本人は糖尿病になりやすい?

日本人は欧米白人と比べて……

・アディポネクチンの分泌量が少ない人がいる
・インスリンの分泌量が半分から1／4
・内臓脂肪がつきやすい

→ **糖尿病になりやすい!**

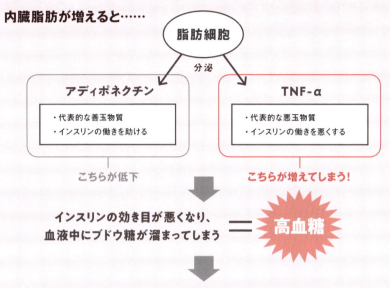

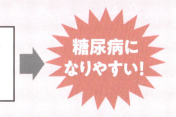

肥満の悪影響③
脂質異常症

◎血液中の脂質が異常な量になる

脂質異常症も肥満によって引き起こされる疾患のひとつ。**脂質異常症とは血液中の脂質の濃度が基準範囲にない状態のことで、食事から摂る脂質が多過ぎたり、脂肪細胞に脂質が溜まり過ぎると発症しやすくなります。**脂質異常症自体はとくに自覚症状はありませんが、44ページで紹介する動脈硬化につながる原因となるため、かなりリスクの高い状態であると言えます。

血液中の脂質と言うと、おもに中性脂肪とコレステロールが挙げられます。中性脂肪は体脂肪のもととなる物質で、通常は一定量が血液中に流れていますが、内臓脂肪が増えて肥満が進むとその濃度が高くなっていきます。具体的には血液中の濃度が１５０ｍｇ／ｄｌ以上になると脂質異常症と診断されます。

一方、コレステロールは細胞膜やホルモンのもととなる成分で、善玉コレステロールと悪玉コレステロールとがあります。通常は両者がバランスよく保たれていますが、**内臓脂肪が増えると善玉コレステロールが減り、血管壁に付着物が増えやすくなります。これによって血管が硬くなり、動脈硬化を引き起こすのです。**具体的な数字としては、血液中の濃度が40ｍｇ／ｄｌを下回ると脂質異常症とされます。なお、悪玉コレステロールに関しては、いまのところ肥満との関連性は指摘されていません。

内臓脂肪が増えて脂質異常症になる流れ

正常な状態　　　　**内臓脂肪が増えると……**

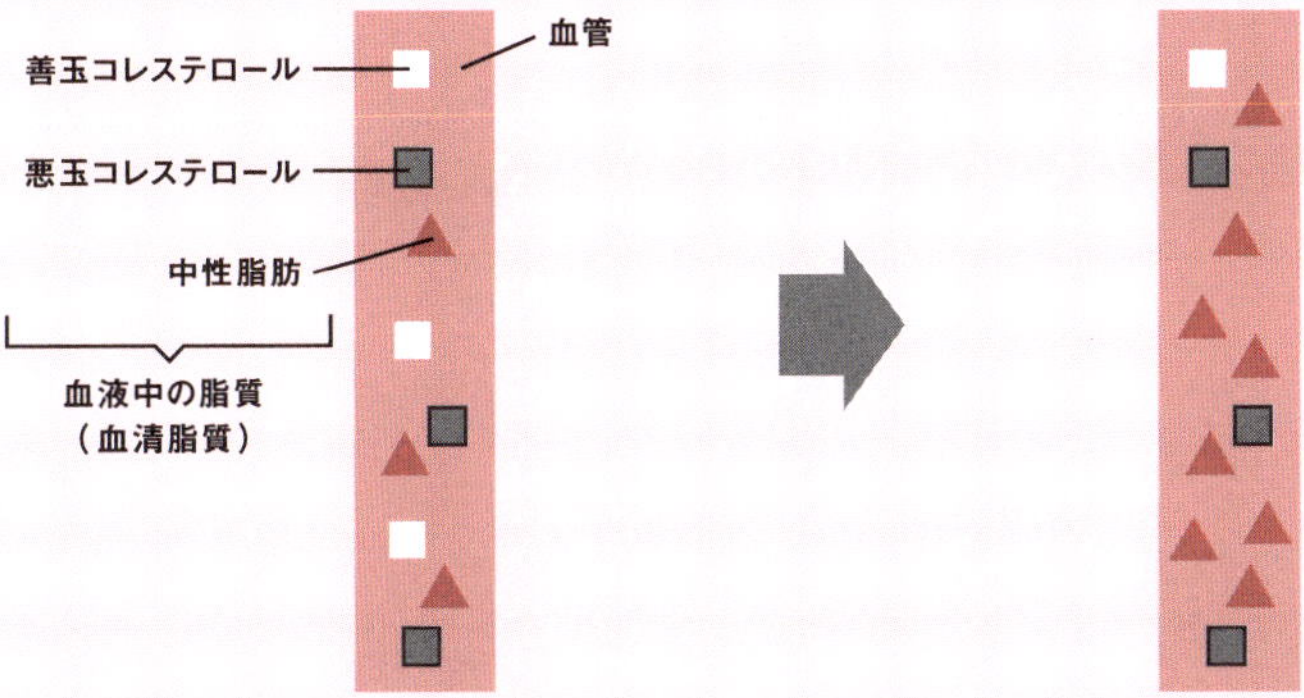

善玉・悪玉コレステロールと中性脂肪がバランスよく存在している

善玉コレステロールが減り、中性脂肪が増えてしまう

脂質異常症

善玉コレステロールが減る → 動脈硬化につながる

中性脂肪が増える → インスリンの分泌が妨げられる

脂質異常症の診断基準

以下の基準を満たすと脂質異常症と診断される

判定項目	基準
HDL（善玉）コレステロール	40mg／dl未満
LDL（悪玉）コレステロール	140mg／dl以上
中性脂肪	150mg／dl以上

※いずれも空腹時の値が基準。
※データは厚生労働省「e-ヘルスネット」より。

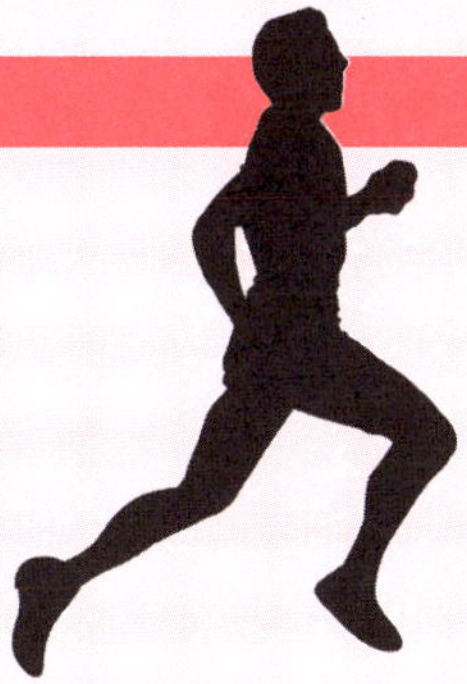

脂質異常症は運動や減量をすることで改善される。

肥満の悪影響④ 動脈硬化

◎メタボリックシンドロームの脅威

これまで紹介してきた高血圧、糖尿病（高血糖）、脂質異常症のさきに待っているのが動脈硬化です。**動脈硬化とは動脈の血管が硬くなって詰まりやすくなる状態のこと。脳の血管が詰まれば脳梗塞を、心臓の血管が詰まれば心筋梗塞を引き起こし、最悪の場合、死に至ります。**

このことから、高血圧、高血糖、脂質異常症の3つはメタボリックシンドロームの診断項目として取り上げられるようになりました。メタボリックシンドロームという言葉は聞いたことがあっても、なんとなく「生活習慣を改善したほうがいい状態」くらいに思っていませんか？

じつはそのまま放っておくと動脈硬化を招き、死亡リスクが高まる危険な状態なのです。

メタボリックシンドロームの具体的な診断基準は、つぎのページで紹介しているように、男性は腹囲85ｃｍ以上、女性は腹囲90ｃｍ以上で、高血圧、高血糖、脂質異常症のうちふたつ以上の項目に引っかかること。1項目だけが引っかかる〝メタボリックシンドローム予備軍〟も含めて、日本では男性は2人に1人、女性は5人に1人が該当すると推測されています。

問題はメタボリックシンドロームに自覚症状がないことです。気づいたときには手遅れ、ということにならないためにも、メタボ検診を定期的に受けることが重要となります。

メタボリックシンドロームの診断基準

腹囲 → 男性は85cm以上　女性は90cm以上

＋

高血圧 → 血圧が最大130mmHg、最小85mmHg超

高血糖 → 空腹時血糖値が110mg／dl以上

脂質異常症 → HDLコレステロールが40mg／dl未満
中性脂肪が150mg／dl以上

2項目以上に該当

↓

メタボリックシンドローム

※基準は日本の内科系8学会が設定したもの。

メタボリックシンドロームの末は動脈硬化

動脈硬化とは……

動脈の血管が硬くなって血栓が生じ、血管が詰まりやすくなる状態

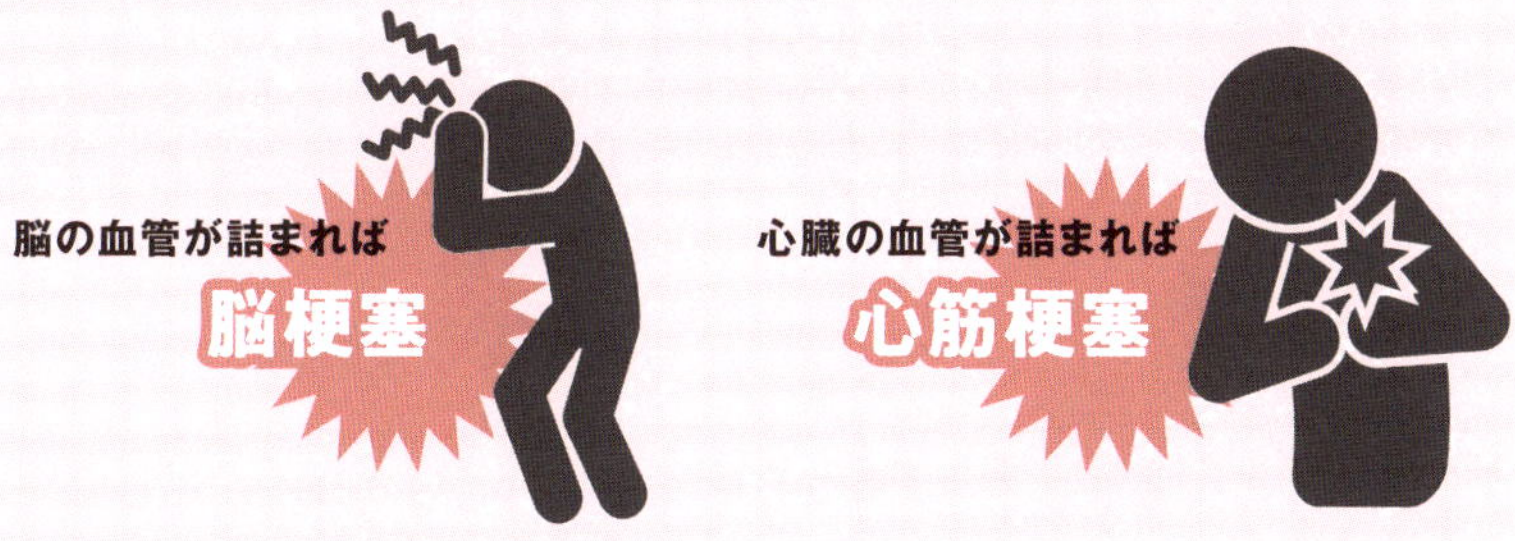
脳の血管が詰まれば
脳梗塞
心臓の血管が詰まれば
心筋梗塞

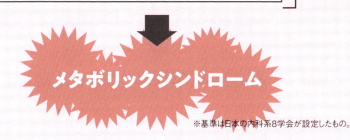

肥満の悪影響⑤
がん

◎肥満とがんの関係は周知の事実

　肥満が引き起こすのはメタボリックシンドロームだけではありません。じつは**肥満が進むとがんのリスクが高まることが、国立がん研究センターや世界保健機構（WHO）などの機関や組織から指摘されている**のです。

　たとえば国立がん研究センターは『科学的根拠に基づくがん予防』において、BMI27以上の人は閉経後の乳がん、大腸がん、肝がん、子宮内膜がんなどのリスクが高まると指摘しています。また世界保健機構は、肥満が主要な原因とされるものとして、結腸がん、食道がん、肝臓がんなど13種類のがんを挙げています。このほかにもさまざまな研究から、肥満ががんの原因となることは広く認識されているのです。

　でもなぜ肥満ががんにつながるのでしょうか？　これにはいくつか説がありますが、インスリンを原因とする研究が注目されています。**人体には不要になった細胞が自動的に死ぬアポトーシスという現象がありますが、肥満でインスリンの濃度が高くなるとこれが起こりにくく**なります。それで、本来なら死ぬべきがん細胞が生き残ってしまう、というわけです。ほかにも、高濃度のインスリンががん細胞を促進するという指摘もあります。いずれにしても、肥満ががんに影響するのは確実と見られるので、肥満を解消するに越したことはありません。

肥満とがんの関係性

がんによる死亡リスクとBMI

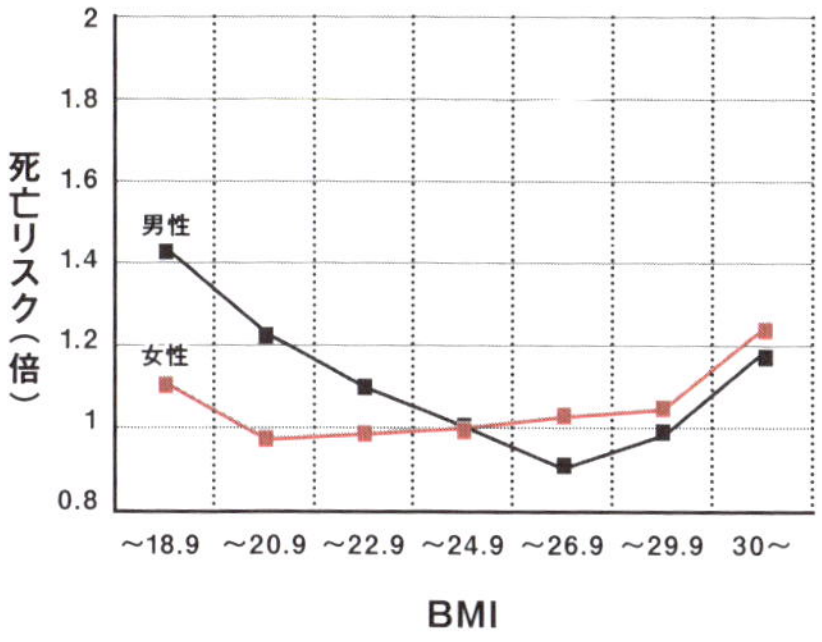

肥満との関連が指摘されているがん

確実にリスクが増加

乳がん(閉経後)

ほぼ確実にリスクが増加

大腸がん、肝がん

リスク増加の可能性あり

子宮内膜がん

乳がん(閉経前)※BMI30以上

国立がんセンターの発表によれば、男女ともにBMI27以上はがんによる死亡リスクが上がるという。とくに右上に挙げたがんでその傾向が見られるようだ。なお、やせ過ぎもがんのリスクが高いが、これは栄養不足などが原因と見られる。

※データは国立がん研究センター発行の「科学的根拠に基づくがん予防」より。

なぜ肥満ががんにつながるのか?

内臓脂肪が増加することでインスリンが過剰に分泌される

↓

高濃度インスリンが
アポトーシスを起こりにくくする

↓

高濃度インスリンが
がん細胞の成長を促進

アポトーシスとは?

生命を維持するために不要となった細胞が自動的に死ぬ仕組み。オタマジャクシの尻尾がその例。アポトーシスが起こりにくくなると、本来死ぬべきがん細胞が生き残ってしまうことがあるという。

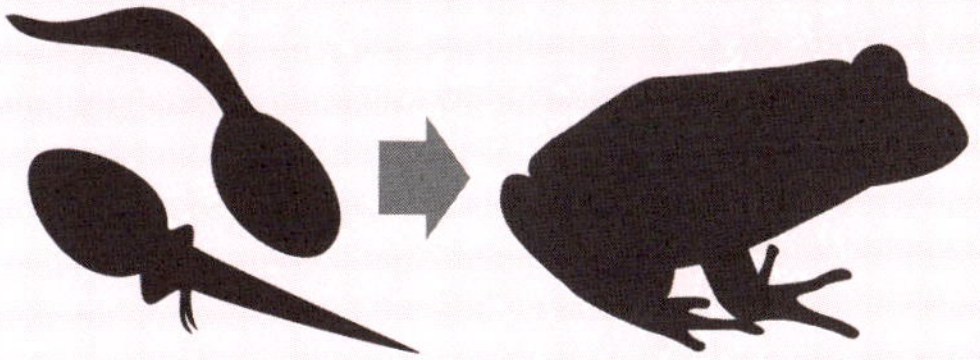

肥満の悪影響⑥

胃腸の不調

◎内臓脂肪が胃腸を圧迫

内臓脂肪が増えると、インスリンや血中脂質などに影響を与えるだけでなく、内臓脂肪そのものが邪魔になる、という面も見逃せません。**内臓脂肪は内臓の周りについて内臓を固定する役割がありますが、あまりつき過ぎると内臓を圧迫し、その働きを妨げてしまうのです。**

たとえば胃を圧迫すると、胃がうまく動けなくなり、本来腸へ送り出すべき食べ物や胃酸が食道へ逆戻りしてしまう場合があります。食道は胃と違って酸に弱いため、胃酸が逆流すると粘膜がただれてしまいます。これが逆流性食道炎です。また、腸を圧迫すると、食べ物を消化しながら出口に向かって押し出すという動きが妨げられ、便がうまく出ず便秘になったりします。女性の場合は子宮や卵巣の周りも内臓脂肪のつきやすい場所で、これによって腸が圧迫されることでも便秘が起こりやすくなります。

そのほか、**下腹部の内臓脂肪が膀胱を圧迫するケースも要注意です。**膀胱が圧迫されると尿をしっかり溜められなくなり、頻尿につながります。また、尿の通り道が圧迫されて尿が出にくくなる場合もあります。こうした状態になると、夜中に何度もトイレに起きることになってしまうわけです。なお、この現象は男性に多く見られます。女性は膀胱の上部に子宮があり、膀胱よりも子宮が圧迫を受けやすいためです。

内臓脂肪が胃や腸を圧迫すると……

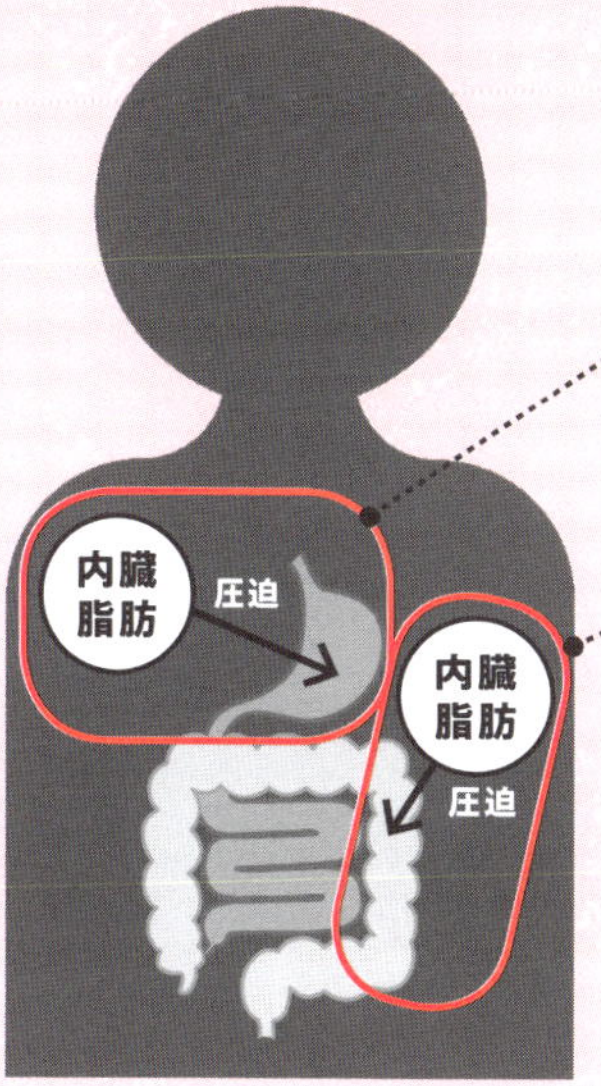

内臓脂肪がつき過ぎると胃や腸を圧迫する。胃を圧迫すると食べ物や胃酸が食道へ逆戻りして逆流性食道炎を起こしやすい。腸を圧迫すると食べ物を出口に向かって押し出す働きが妨げられて便秘になることも。

膀胱への圧迫でトイレが近くなることも

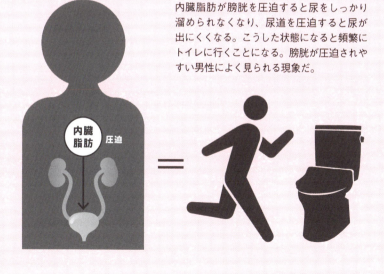

内臓脂肪が膀胱を圧迫すると尿をしっかり溜められなくなり、尿道を圧迫すると尿が出にくくなる。こうした状態になると頻繁にトイレに行くことになる。膀胱が圧迫されやすい男性によく見られる現象だ。

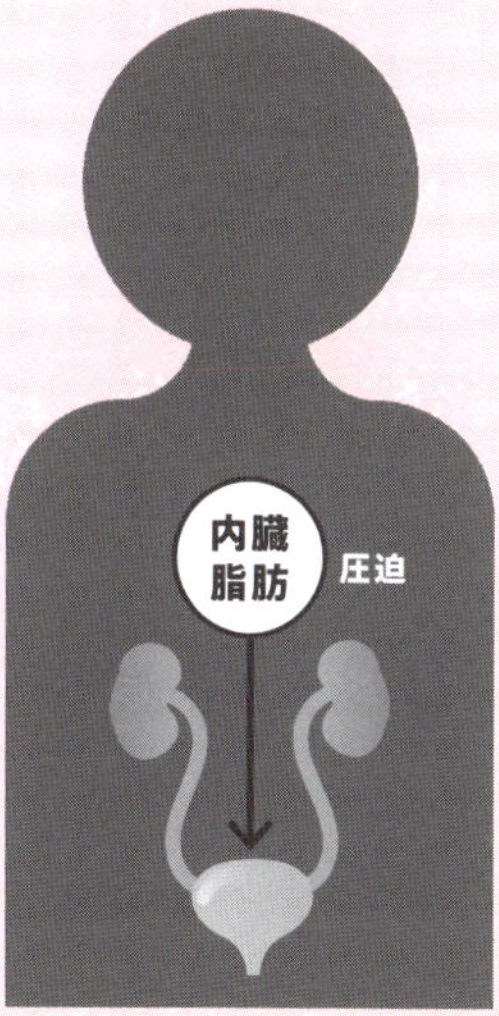

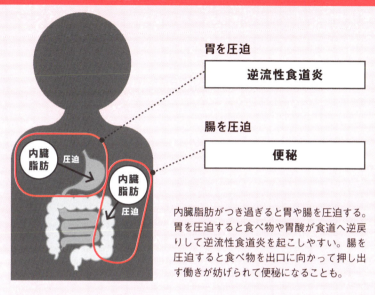

肥満の悪影響⑦

生理不順・不妊

◎高濃度インスリンから排卵障害に

肥満がじつは女性の生理不順や不妊にも影響していることをご存じでしたか？　一見関係なさそうな両者ですが、**内臓脂肪が増えてインスリンが過剰になると生殖機能に影響を与え、生理不順や不妊を引き起こすのです。**

具体的には、まず排卵障害が起こります。排卵自体がしにくくなり、その結果月経の期間が長くなったり無月経になったりします。いわゆる生理不順の状態になるわけです。また、多嚢胞性卵巣症候群との関係も指摘されています。多嚢胞性卵巣症候群とは卵胞がなかなか育たず排卵がうまく行なわれない疾患で、卵胞が卵巣にたくさん留まり続けることからそう呼ばれています。インスリンが高濃度になると男性ホルモンが増加し、この男性ホルモンが卵胞の発育を抑制して排卵を妨げるのです。にきびや多毛といった現象をともなうこともあります。

もうひとつ、卵子の質の低下も挙げられます。**卵子の質が低いと受精しても胚（発生したばかりの生命）がなかなか育たず、うまく着床しないことが多くなります。こうして妊娠が成功しにくくなり、不妊になってしまうのです。**

生理不順や不妊で悩んでいる女性は、もし肥満なのであれば肥満を解消することで改善される場合があります。肥満を解消することは、れっきとしたひとつの不妊治療なのです。

内臓脂肪が多いと排卵に障害が出る

内臓脂肪が増加することでインスリンが過剰に分泌される

↓

排卵が正常に行なわれなくなる

↓

生理不順

排卵がしにくくなると月経の期間が延びたり月経が行なわれなくなったりする。いわゆる生理不順の状態になる。

多嚢胞性卵巣症候群

排卵障害のひとつ。インスリン濃度が高くなることで男性ホルモンが増え、卵胞の育成を妨げるのが原因とされる。

妊娠率の低下

排卵しても卵子の質が低いことで受精卵がうまく育たず、着床しにくくなる。なかなか妊娠できない不妊の状態になる。

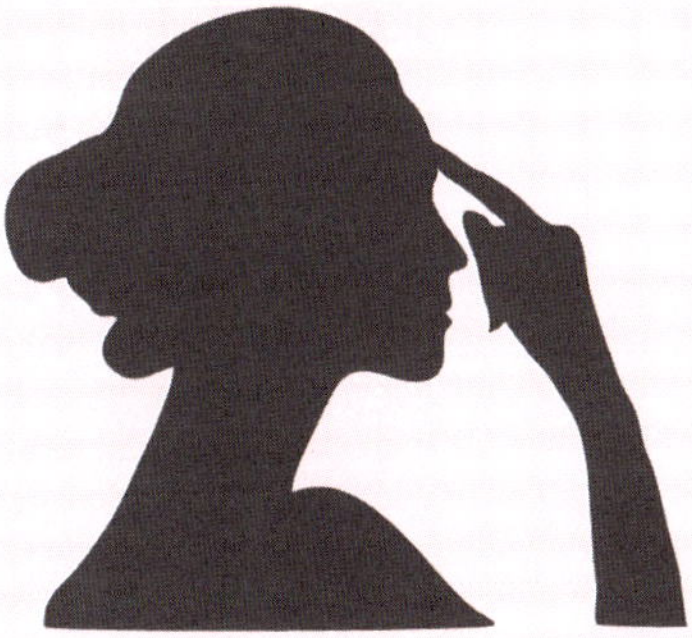

肥満解消は不妊治療のひとつ

肥満が原因で不妊の状態になっている場合は、肥満を解消することで改善されることも。肥満の解消は不妊治療のひとつである。

ただしやせ過ぎには注意

やせ過ぎてしまうとそれもまた不妊の原因となる。皮下脂肪が少なくなることでエストロゲンが十分に分泌されないためとされる。

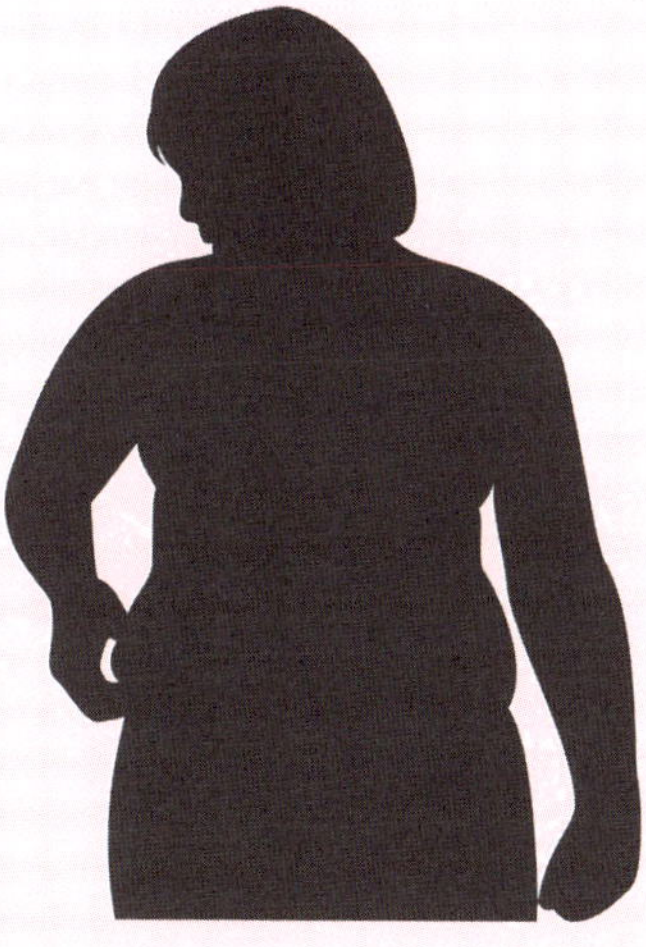

肥満の悪影響⑧ 認知症

◎見えてきた！ 肥満と認知症の関係

認知症と言うと、高齢になれば誰でも発症リスクのある仕方のないもの、と思っていませんか？ じつは、**認知症は肥満の人ほど発症しやすいことが明らかになってきています。**肥満はこんなところにまで影響を及ぼすのですね。

米国とスウェーデンの研究によれば、肥満、高血圧、高血糖、脂質異常症に該当する人はそうでない人とくらべて認知症のリスクが上がるそうです。とくにこれらのすべてを満たすメタボリックシンドロームの人は、ひとつも該当しない人とくらべて認知症のリスクはなんと約6倍に！ また、**認知症でもっとも多いアルツハイマー型認知症においては、該当する人のうち約60%が内臓脂肪が多かった**そうです。さらにメタボリックシンドロームの人は、認知症を発症すると認知機能の低下が早く進むそうで、まさに踏んだり蹴ったりの状態と言えます。

なぜ肥満が認知症を招くのかについては、ここでもやはりインスリンが関係しています。アルツハイマー型認知症は、**アミロイドβというたんぱく質が脳の神経細胞に蓄積することで発症すると考えられていますが、内臓脂肪が増えてインスリンの効き目が悪くなるとこの蓄積が早まってしまう**のです。また、脂肪細胞から分泌された悪玉物質がアミロイドβの蓄積を促進するのも、原因と考えられています。

認知症の発症リスクを高めるおもな要因

- 高血圧
- 高血糖
- 脂質異常症
- 喫煙

（高血圧・高血糖・脂質異常症）まさにメタボリックシンドロームそのもの

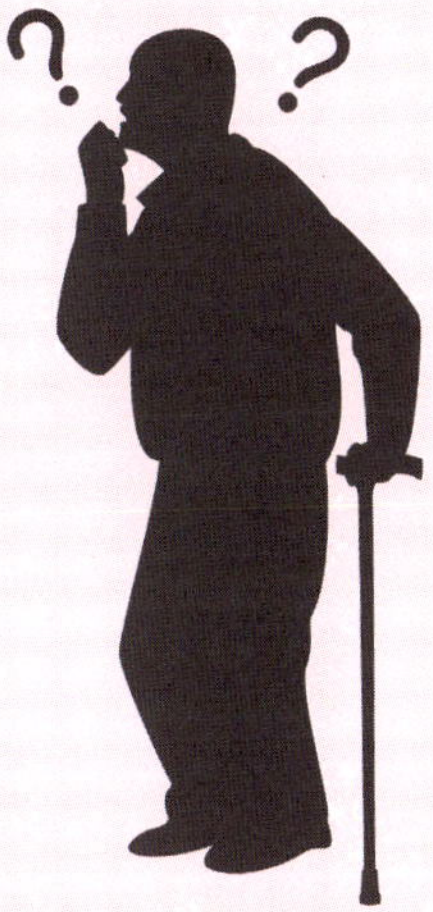

内臓脂肪が増加することで

認知症のリスクが6倍 という話も

米国とスウェーデンの研究によれば、高血圧、高血糖、脂質異常症をすべて満たす人は、認知症の発症リスクが約6倍にも跳ね上がるという。

なぜメタボが認知症につながるのか？

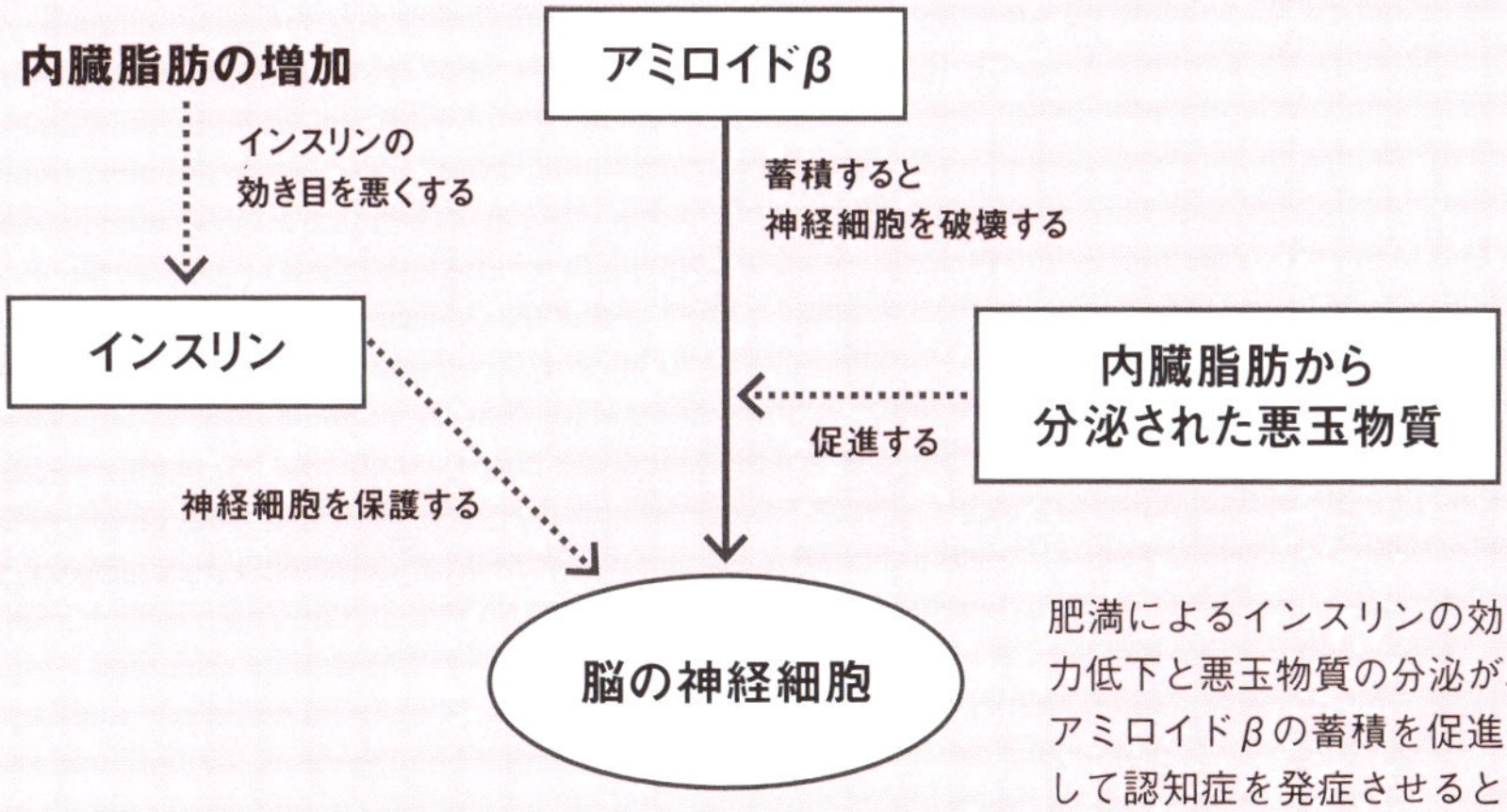

肥満によるインスリンの効力低下と悪玉物質の分泌が、アミロイドβの蓄積を促進して認知症を発症させると考えられている。

肥満の悪影響⑨ 睡眠時無呼吸症候群

◎肥満は呼吸に支障をきたす

肥満の悪影響はまだあります。肥満は酸欠を起こし、呼吸に支障をきたすのです。

内臓脂肪でも皮下脂肪でも増え過ぎるとそれが体を締め付け、呼吸の動作を圧迫します。これにより呼吸の能力が下がったり肺活量が低下したりするのは、肥満の人によくあることです。

とくに首回りについた体脂肪は気道を圧迫し、肺に出入りする空気を制限してしまいます。その結果として起こるのが睡眠時無呼吸症候群です。**睡眠時無呼吸症候群とは、その名前のとおり睡眠中に呼吸が止まってしまう症状のこと。**いびきをかくのがひとつの前兆ですが、ひどくなると頻繁に、しかも10秒以上も呼吸が止まったりします。呼吸が止まるということはそれだけ**脳や心臓、血管に負担がかかるわけで、狭心症や心筋梗塞などにつながる場合も珍しくありません。**睡眠時無呼吸症候群は、単に呼吸が止まるだけではなく、危険な症状なのです。

なお、睡眠時無呼吸症候群は肥満だけが発症の原因ではありませんが、該当する患者に肥満の人が多いのは事実です。

そのほか、体脂肪が増えるとそれだけ多くの酸素が必要になり、呼吸に負担がかかる点も見逃せません。ただでさえ呼吸が圧迫されやすいのにたくさん呼吸が必要になるとは、肥満の人はかなりのハンデを背負っているわけです。

肥満は酸欠を引き起こす

酸素が体脂肪に取られてしまう

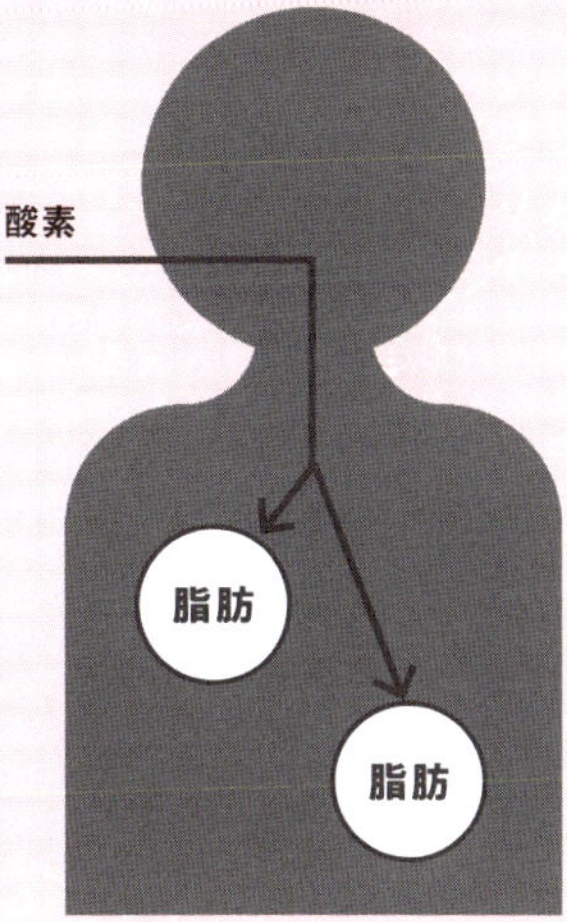

体脂肪が増えるとそちらに酸素を取られて酸欠になりやすい。よりたくさん呼吸をして酸素を取り込む必要が出てくる。

体脂肪が体を圧迫する

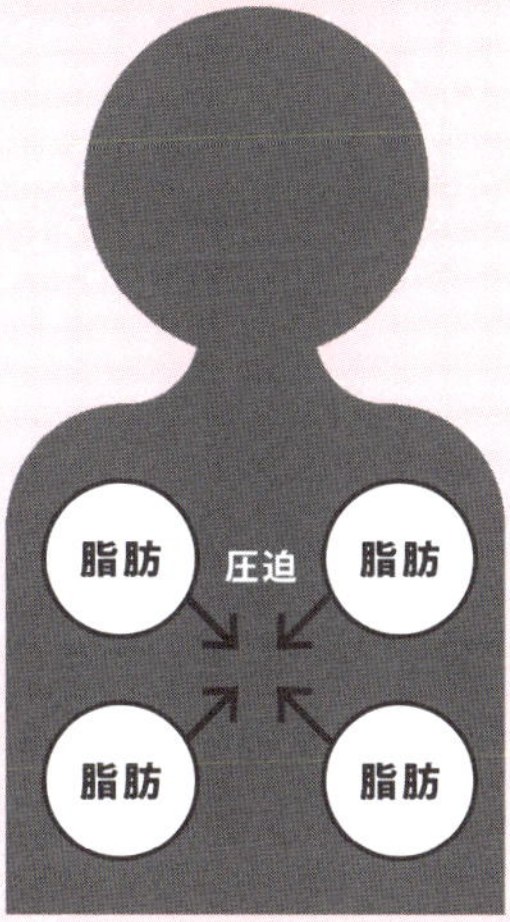

体脂肪が体を締め付け、呼吸の動作を圧迫する。これにより呼吸の能力が落ちたり、肺活量が低下したりする。

睡眠時無呼吸症候群を引き起こすことも

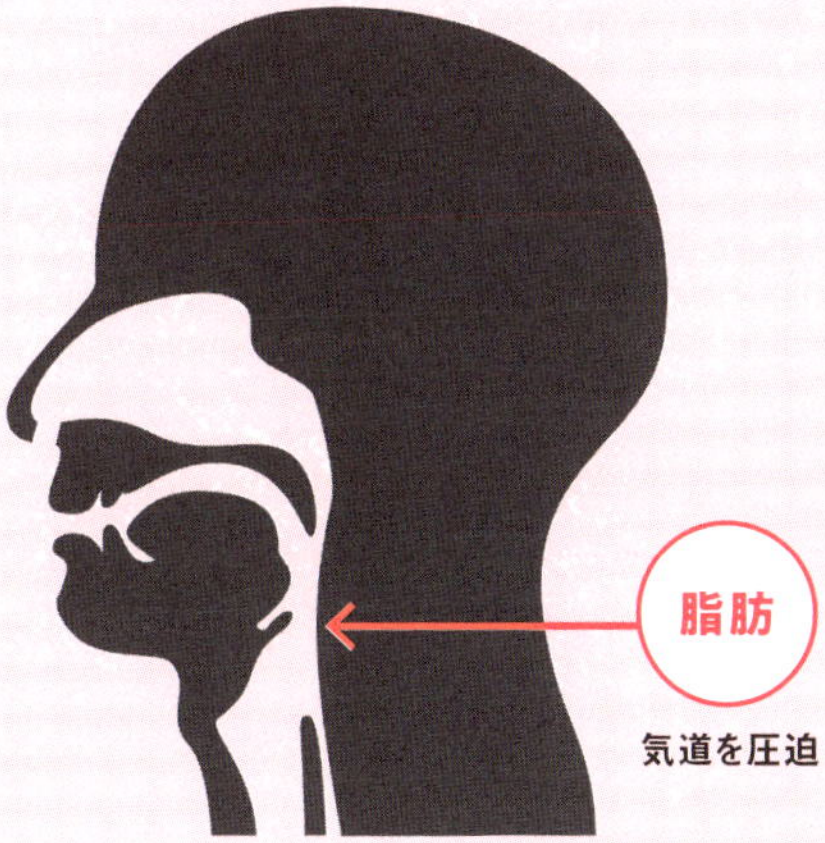

呼吸に障害が出る

↓

酸素を十分に取り込めない

↓

睡眠時無呼吸症候群

首回りについた体脂肪が気道を圧迫すると肺に空気を取り込みにくくなる。寝ているあいだに何度も呼吸が止まる睡眠時無呼吸症候群になることも。

肥満の悪影響⑩ 骨や関節の異常

◎重い体重が関節炎を引き起こす

そしてもちろん、肥満で体重が増えることによるリスクも忘れてはいけません。**体重が重くなればそれだけ骨や関節に負担がかかり、腰や膝などを痛めやすくなります。**体脂肪が増えても骨は大きくなるわけではなく、支える筋肉がなければ骨への負荷が増えるばかり。とくに女性は男性とくらべて筋肉が弱く、骨密度も下がりやすいため大きなリスクとなります。

　骨や関節を痛める症状としては、変形性関節症が挙げられます。骨と骨をつなぐ関節にはあいだにクッションとなる軟骨がありますが、慢性的に負荷がかかり続けるとこの軟骨がすり減っていきます。これにより関節に炎症が起こり、やがて関節が変形してしまうのが変形性関節症です。ひどくなると痛みや可動域の低下といった症状をともない、生活にさまざまな支障をきたします。**変形性関節症は加齢とともに増えていく症状ですが、肥満も大きな原因であることを覚えておきたいところです。**

　同様にして背骨を痛めると、変形性脊椎症や椎間板ヘルニアを起こします。背骨が変形して神経を圧迫するのが変形性脊椎症、背骨の各骨のあいだにある椎間板が変形して神経を圧迫するのが椎間板ヘルニアです。これによって腰痛などの症状が現われるわけですが、もとはと言えば肥満が大きな原因となっているわけです。

体の重みで変形性関節症に

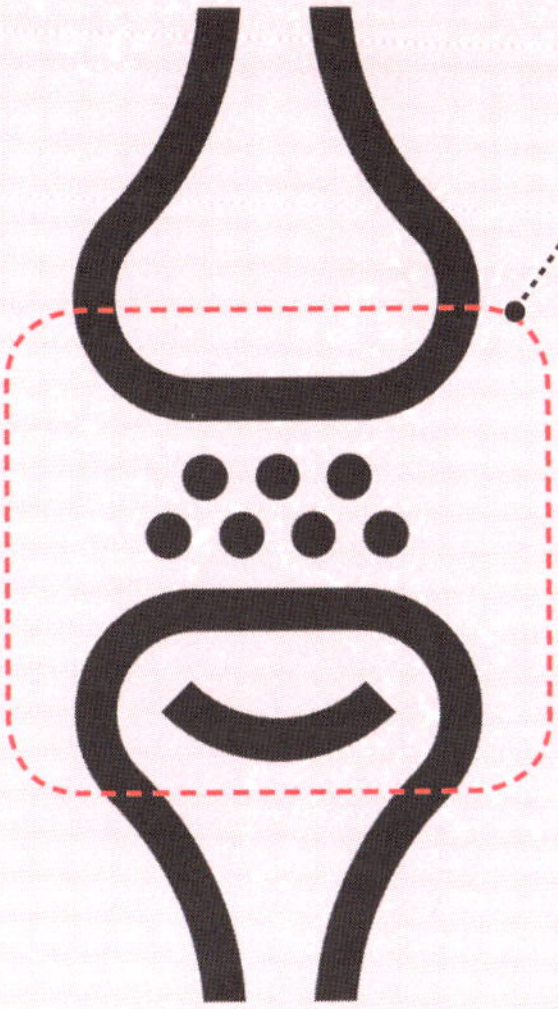

慢性的に加重がかかり過ぎることで
軟骨が変形・摩耗

↓

変形性関節症

- **関節が痛む**
- **関節の可動域が狭くなる**

体重が重いと慢性的に関節に負荷がかかる。これにより軟骨がすり減ると、関節が炎症を起こしたり骨と骨が直接ぶつかったりする。痛みや関節の可動域の低下をともなうため、生活にさまざまな支障が出る。

脊椎を傷めると変形性脊椎症や椎間板ヘルニアに

背骨や椎間板が変形

↓

神経が圧迫される

↓

変形性脊椎症

椎間板ヘルニア

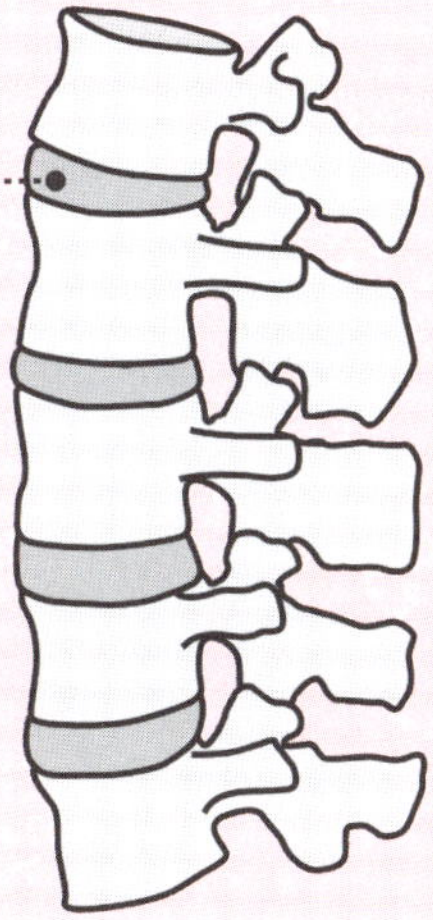

背骨に負荷がかかり続けると椎間板が変形して神経を圧迫するようになる。腰痛の原因のひとつで、手足のしびれをともなうことも。

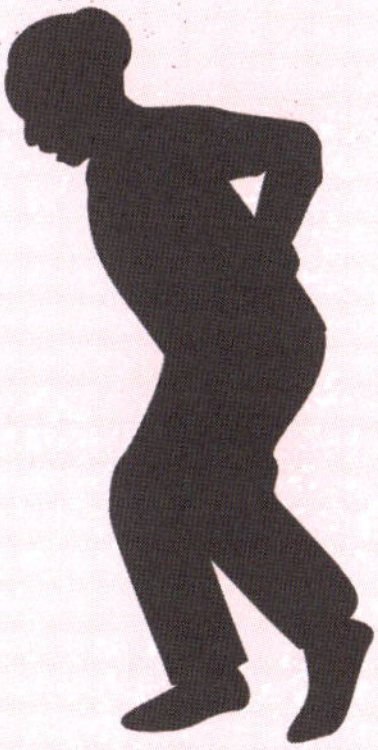

2章チェックポイント

肥満は体が重くなるだけではない
悪い物質が分泌されてさまざまな疾患に

P.36〜37

高血圧、高血糖、脂質異常症
メタボの末は動脈硬化で死のリスク

P.38〜45

肥満とがんが関係しているのは
いまや周知の事実

P.46〜47

認知症になるのは肥満の人が多い
乱れた生活習慣が認知機能の衰えに

P.52〜53

もちろん体が重くなるのもリスク
肥満は腰や膝を痛める原因に

P.56〜57

肥満は体が重くなるだけではなく、さまざまな疾患を招くのが大きな問題。高血圧、糖尿病、動脈硬化、がん、認知症など、肥満はこんなにもたくさんのリスクを高めているのです。この章を読めば肥満を解消したくなること間違いなし！

第3章

内臓脂肪を減らすための食べ方

体脂肪を減らす4つのルール
太らない最強の食べ方

◎食欲をセルフコントロールしよう

体重を気にせず、おいしいものを好きなだけ食べられたら、これに勝る幸せはないですよね。しかし、現実はそう甘くはありません。たとえ日常的に運動習慣のある人でも、何の制限もない自由奔放な食生活を送っていたら、メタボ体型へまっしぐらです。

食事は日々の生活のエネルギー源であり、自分の体を作るものですから、栄養のバランスを考え、体によいものを食べることが大切。とくに体重や体脂肪が気になる方は、その食べ方にも工夫が必要です。たとえば、一日三食を規則正しく食べること。毎日決まった時間に食事を摂る習慣をつけることで、ちょっとお腹が空いたときでも「○時になれば食事だから……」と、次の食事までの時間がわかるので、余計な間食を抑えることができます。

また、**食事中はよく噛んで食べることを意識すると、実際に食べた量以上に満腹感が得られます。**逆に、かきこむように急いで食べると、脳が満腹と感じる前に必要以上の量を食べてしまうため、必然的に太りやすくなるのです。日頃から食べ過ぎが気になっている方は、主食や主菜を少し減らし、代わりにボリュームがあって食物繊維も豊富なサラダを多めに摂りましょう。食事中に「お腹が膨れてきたな」と感じたら、そこで箸を止める勇気も大切です。

体脂肪を減らす食べ方

①一日三食を規則正しく

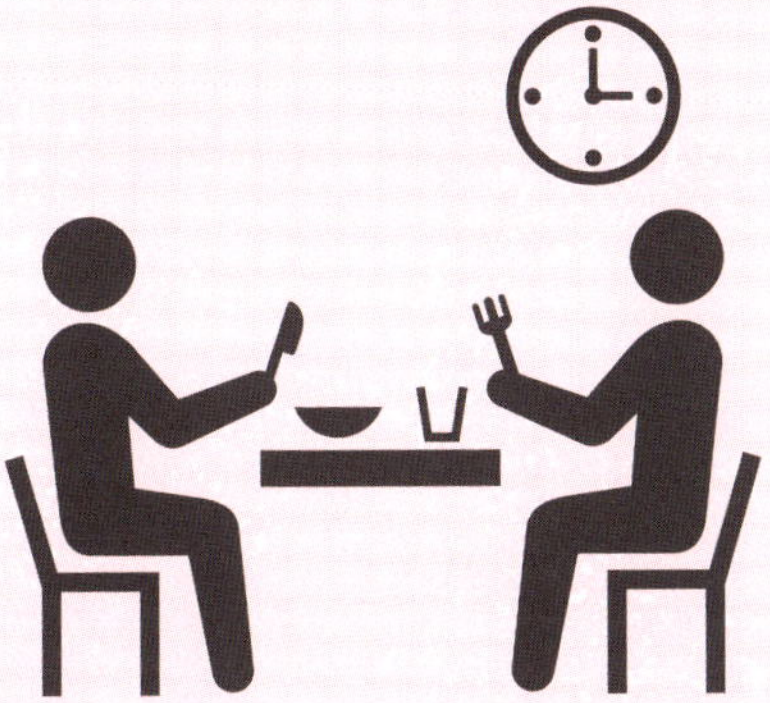

食事は栄養のバランスがとれたものを一日三食、規則正しく食べるのが原則。好きな時間に好きなものを好きなだけ食べていては体脂肪は減るどころか増える一方だ。

②慌てずよく噛んで食べる

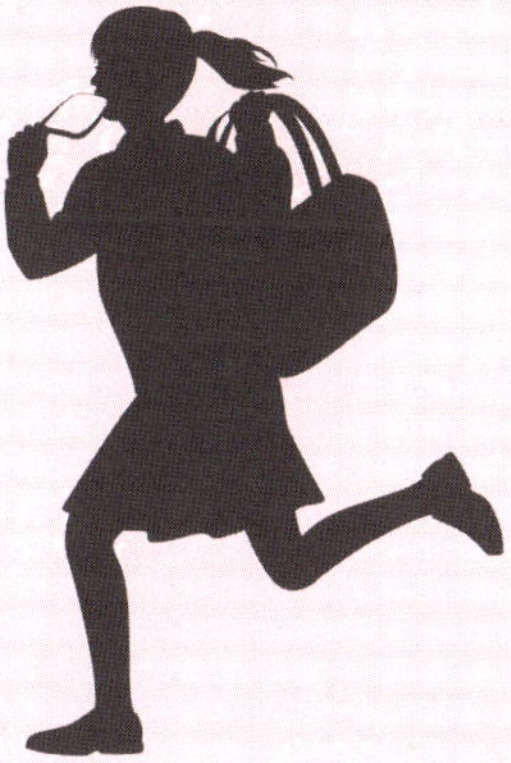

食べ物をしっかり噛むことで消化吸収を良くし、脳が「食事をしている」と感じる。噛む回数が多いほど、実際に食べた量以上に満腹感を得やすいのだ。

③食物繊維を多めに摂る

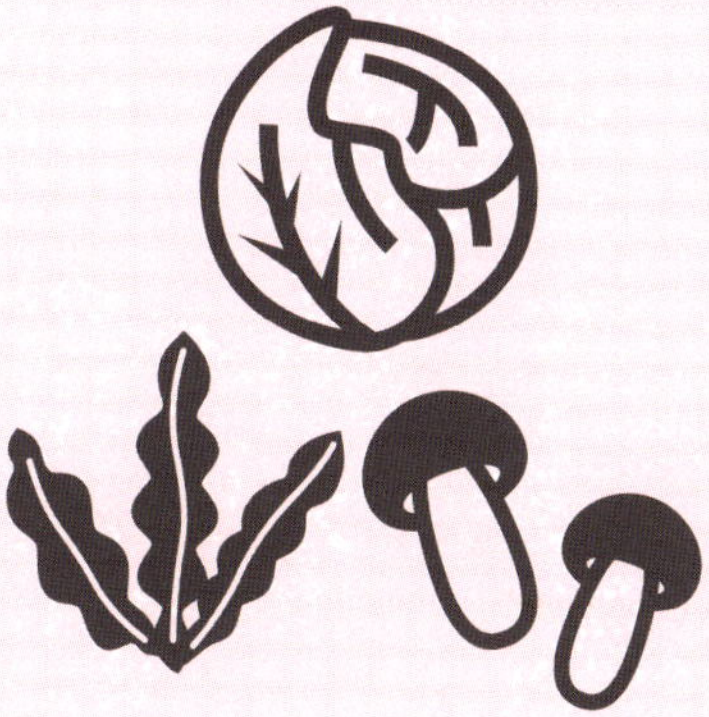

葉物野菜やきのこ、海藻類など繊維質を多く含むものを食べることで血糖値の上昇を抑え、胃を膨らますことができる。

④「もったいない」はNG

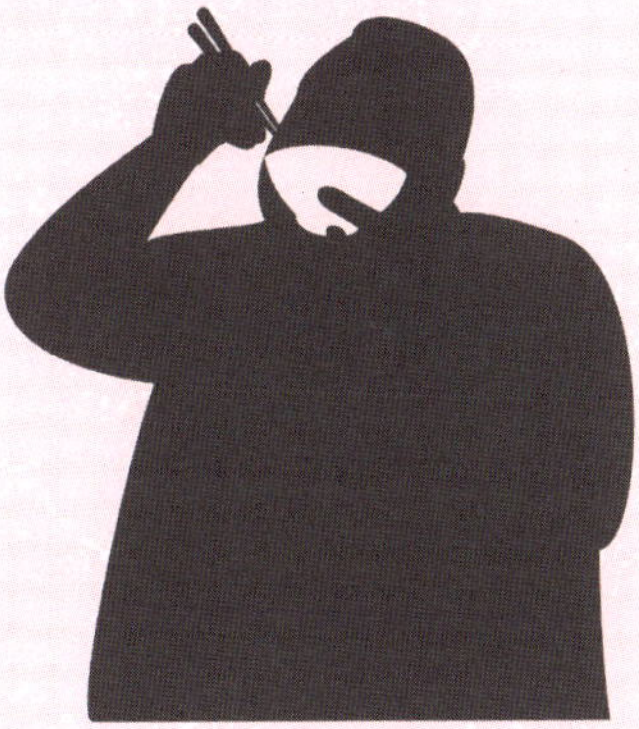

満腹感が出てきたら食事は終了。「残したらもったいない」と食べてしまうことが脂肪増加に繋がる。

「食べる順番」よりも食事の内容が一番大事！

◎順番を変えただけでは痩せない

ダイエットブームの昨今、さまざまなダイエット法がメディアに取り上げられていますが、その中でもとくに話題になったのが「ミートファースト」や「ベジタブルファースト」といった「食べる順番」に注目したものです。

「ミートファースト」や「ベジタブルファースト」は、糖質の摂取量を制限するダイエットで推奨されている食べ方で、**ご飯やパンといった炭水化物（＝糖質）は後回しにして、肉や魚などの主菜（主にタンパク質）、またはサラダ（主に繊維質）を先に食べることで食事中の血糖値の上昇をゆるやかにし、太りにくくするというもの。**医学的にもその効果が裏付けされている食べ方なのですが、では実際にそれで痩せるのかと言えば、意外とそうでもなさそうです。「食べる順番」も大切ですが、それ以上に注目すべきは「食事の内容」。つまり、何をどれだけ食べるかなのです。

主食を後回しにして血糖値の上昇をゆるやかにしても、結果的に出された食事をすべて食べてしまえば、摂取カロリーは変わりません。また、**ご飯を抜いても脂身たっぷりのお肉や甘いフルーツをたくさん食べたら本末転倒です。**本格的にダイエットを考えるなら、ダイエットに適した食材を体にいい調理法で、適切な量を守って食べることを心がけましょう。

重要なのは順番ではなく内容

食べる順番を変えることで血糖値の上昇を抑えるダイエット方法もあるが、出されたものをすべて食べてしまったら無意味。最終的にどれだけの量、カロリーを摂取したかが大事である。

野菜を先に食べて
ご飯と主菜は
後にしようかな…

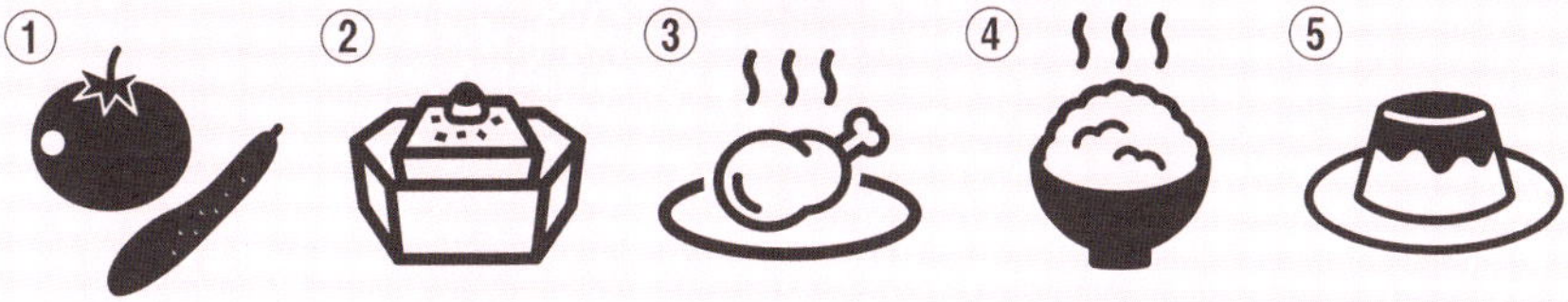
①
②
③
④
⑤

ダイエットに適した食材

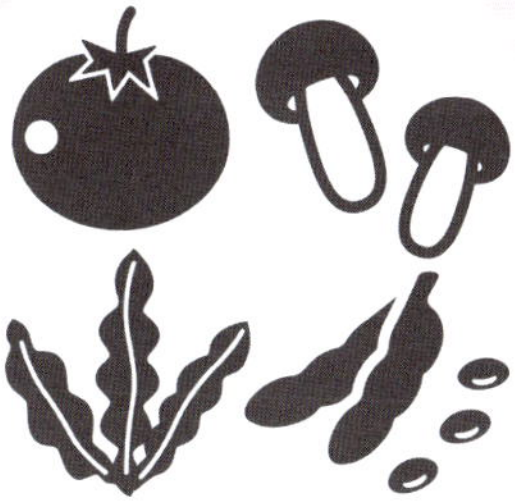

ビタミン、食物繊維の豊富な野菜、海藻、豆類は欠かさず食べたい。ただし芋やカボチャ、果物などは糖質も多く含むので、ダイエット中は控えたい。

魚類は意外に脂肪が多め。それに比べイカや貝類は脂肪が少なく、タンパク質も豊富でオススメの食材である。

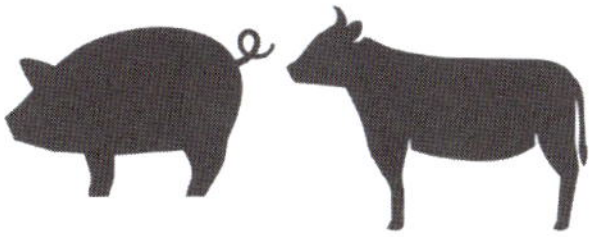

肉は脂肪の多い部位を避け、ヒレやササミを食べよう。

食事を摂らないダイエットは絶対NG

◎「三大栄養素」はしっかり摂る

ダイエット中に**食事制限はつきものですが、とにかく食べないとか、食べる回数、量を減らせばいいというわけではありません。**たしかに食べなければ体重も体脂肪も減りますが、そういう無謀なダイエットは栄養バランスを無視しがちで、健康を損なう可能性も高いのです。

人間がその体を維持するために欠かせない栄養素として「炭水化物（糖質）」「タンパク質」「脂質」の3つがあります。体脂肪を気にしている方は、糖質や脂質の摂取が必要と言われるとちょっと複雑な気分かもしれませんが、これら3つの成分がヒトの体を作り、動かすために欠かせない「三大栄養素」なのです。

「三大栄養素」はいずれも普段の食事で十分な量を摂ることができるので、特定の何かを意識して食べる必要はありません。しかし、食事を十分に摂らないような無謀なダイエットをして摂取量が不足すると、足りない分を他の方法で補おうとするから厄介です。たとえば、体を動かす**エネルギー源である糖質や脂質が不足してくると、自身の筋肉や内臓に含まれるタンパク質を分解してエネルギーを得ようとする**のです。こんな状態が体にいいわけがないですよね。

ダイエット中はカロリーにばかり目が行きますが、「三大栄養素」の役割を知り、必要な量をしっかり摂ることも忘れないでください。

三大栄養素それぞれの働き

炭水化物

体を動かすエネルギー源

糖質とも呼ばれ、全身のあらゆる運動に対するエネルギー源となる。糖質が不足すると、筋肉や内臓のタンパク質をエネルギーに替えようとする。

多糖類
白飯やパン、イモ類など

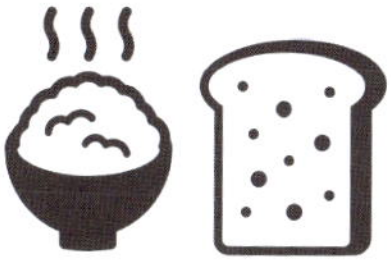

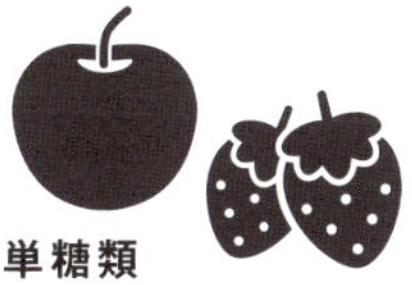

単糖類
果物や穀物、ハチミツなど

小糖類
砂糖、麦芽糖、牛乳など

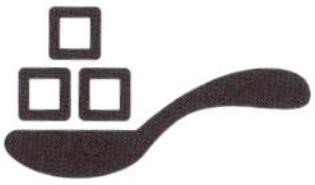

タンパク質

身体のあらゆるパーツを作る材料

筋肉や骨、臓器、血液など、あらゆる細胞を作る材料。タンパク質は約20種類のアミノ酸でできていて、このうち8種類は体内で合成できず、食事で摂取しなければならないため、必須アミノ酸と呼ばれる。

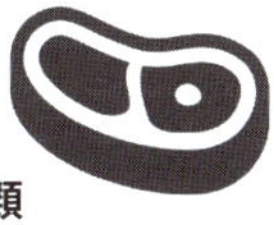

肉類
赤身やヒレ肉、ササミなど

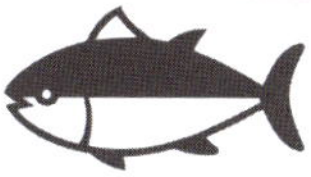

魚介類
白身魚、イカ、タコ、貝類など

乳製品
低脂肪・無脂肪の牛乳やヨーグルト

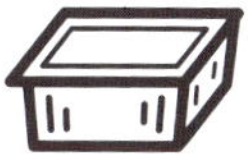

大豆製品
豆腐や納豆、おからなど

脂質

細胞膜を作り、体内環境を整える

細胞膜やホルモンを作る材料となるコレステロール、エネルギーとして利用される中性脂肪などを摂ることができる。体内で活用されないと体脂肪になりやすく注意が必要。

植物性の油
サラダ油、オリーブオイル、マーガリンなど

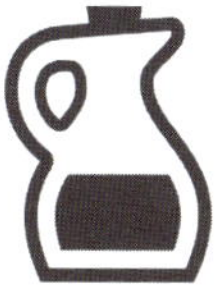

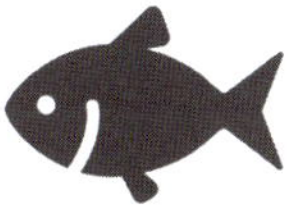

魚の油
イワシやサンマ、サバなどの油

動物性の油
バター、ラード、肉の脂身部分など

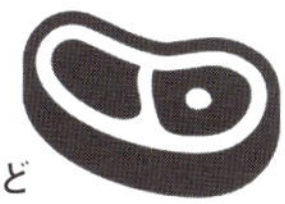

ビタミンを摂って 糖質や脂質をガンガン消費！

◎良質なビタミンで代謝をアップ

前ページで紹介した「三大栄養素」とは別に、体のために必要な成分として「各種ビタミン」があります。**ビタミンは、体内に取り込まれたさまざまな栄養素を分解・合成する際のいわば触媒のようなもの。栄養素が効率よく働けるように立ち回り、消化・吸収を手助けします。**主なものとしては、「ビタミンA（カロチン）」「ビタミンB2」「ビタミンC」「ビタミンD」の4つが挙げられます。

「ビタミンA」は、暗い場所での目の順応性を高める他、皮膚や粘膜を正常に保つ働きがあります。冬でもないのに肌荒れが気になるときはビタミンA不足を疑うべきかもしれません。

糖質や脂質、タンパク質の代謝を促進するのが「ビタミンB2」です。とくにダイエッターの大敵、脂質の代謝には欠かせません。

「ビタミンC」は鉄分の吸収を高め、体内でのコラーゲン形成にも関わる大切な成分。不足すると免疫力が低下したり、毛細血管が弱くなったりするため、野菜や果物で補給しましょう。

「ビタミンD」は骨を形成するカルシウムの吸収をサポートします。じつは食べ物以外に日光浴でも補うことが可能です。

ただ痩せるのではなく、健康的に美しくダイエットするには、良質なビタミンを摂って、体の機能を手助けしてあげることも大切です。

食事で良質なビタミンを補給

ビタミンA

うなぎ、豚肉、レバー、
チーズ、卵黄 など

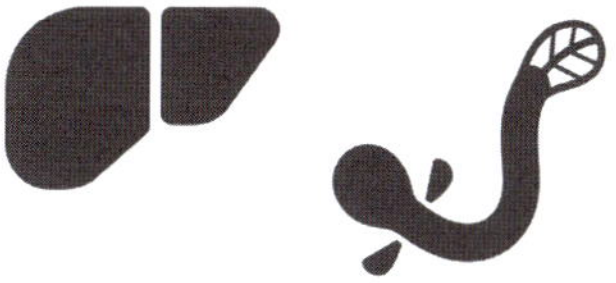

カロチン

緑黄色野菜に多い

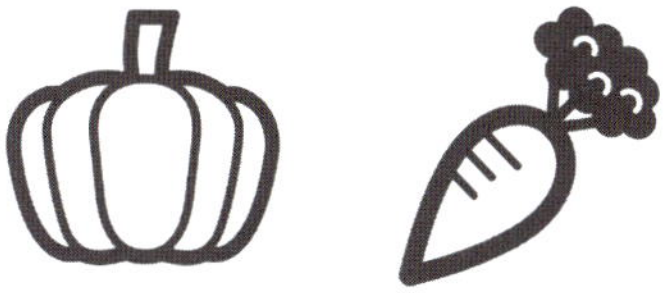

ビタミンB2

レバー、豚肉、チーズ、
牛乳、バター など

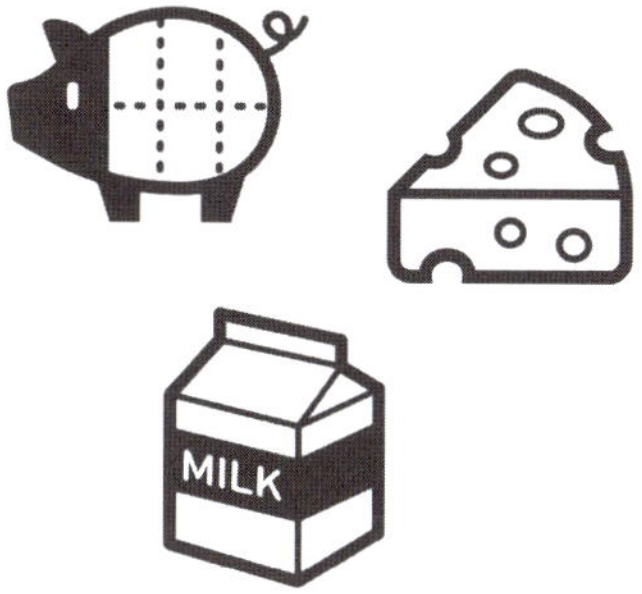

ビタミンC

柑橘類、イチゴ、ほうれん草、ブロッコリー など

ビタミンD

魚介類、卵、
しいたけ、きくらげ
など

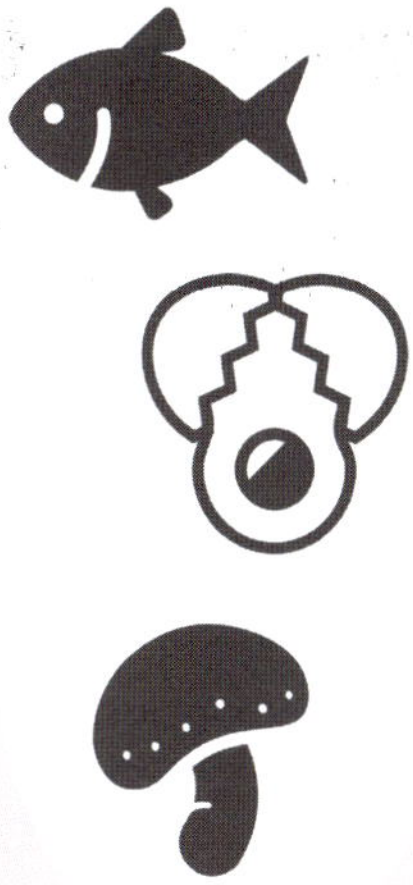

「ミネラル」は超重要な栄養素

◎ミネラル不足は生命活動の危機!?

「ミネラルは身体に必要」と言われても、今ひとつピンとこない人も多いかもしれません。しかし、その代表的なものとして「鉄」や「カルシウム」を挙げるとどうでしょう？　なんとなく「体に必要なものだ」という気がしますよね。

「ミネラル」は鉱物性の無機物です。私たちが生きていくために欠かせない栄養素ですが、鉱物性であるため自身では作り出すことができず、食事などで体の外から取り入れる必要があります。このうち主な成分が以下の4つです。

ひとつは食塩の成分「ナトリウム」です。体内の水分量を調整し、心臓や筋肉の動きもサポートしています。しかし、摂りすぎると血圧上昇の原因にもなります。「ナトリウム」とよく似た働きをするのが「カリウム」。不足すると神経や細胞の機能が鈍り、筋肉に力が入らなくなることもあるため、注意が必要です。

全身に酸素を送る重要な役割を担っているのが「鉄」。鉄分不足は貧血の原因になり、だるさや注意力の低下なども引き起こします。骨や歯を作っているのが「カルシウム」。神経伝達や血液の凝固も手助けしています。カルシウム不足でイライラする、というのはよく聞く話ですね。いずれも体脂肪には直接的な関係はないですが、生きていく上で不可欠な栄養素です。ダイエット中でもしっかりと補給しましょう。

食事で良質なビタミンを補給

ナトリウム

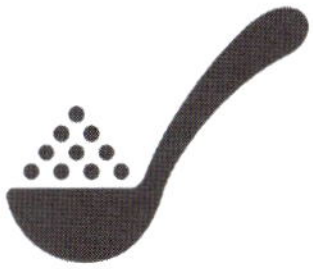

食塩

カリウム

にんじん、大根などの根菜類、イモ類、
バナナやメロンなどの果物

鉄分

レバー、サンマ、イワシ、うなぎ、牡蠣や
あさりなどの貝類、豆腐や豆乳などの大豆加工品、
ほうれん草

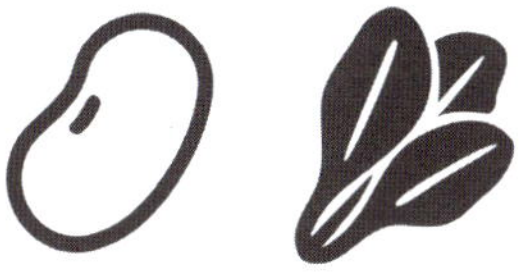

鉄分とタンニンは相性最悪！

緑茶や紅茶に含まれるタンニンは、鉄分の
吸収を妨げてしまうので、お茶を飲むのは
食後少し間をおいてからに。

カルシウム

牛乳、チーズなどの乳製品、しらす干しや煮干しな
どの小魚、海藻類、豆腐や豆乳などの大豆加工品

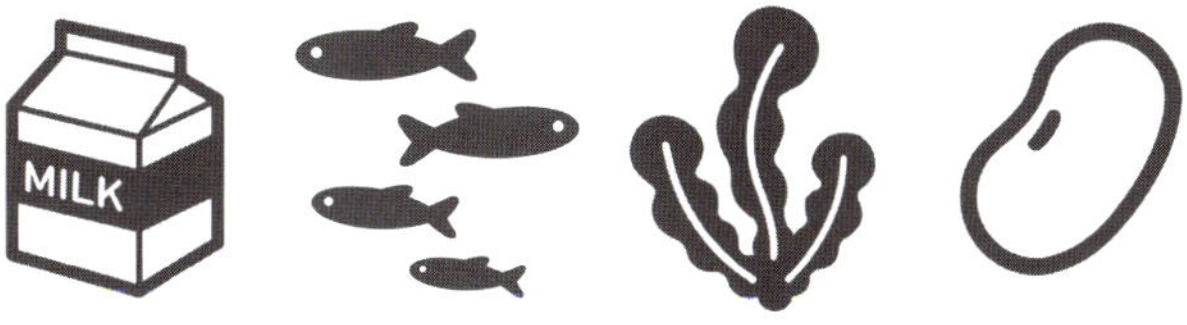

体脂肪を減らす上手な食材選び

◎何をどう食べるかが大事なポイント

明らかな肥満や太り気味の人の多くは、その一日の生活を見れば、太っている原因がわかると言います。また、そのほとんどの人に当てはまる原因は、摂取カロリーが多すぎること。**食事などで摂取する総カロリーに対して、基礎代謝や運動で消費されるカロリーが少ないため、消費されずに余ったエネルギーが脂肪となって体に溜まっていくのです。**

とはいえ、急に激しい運動をするのは体への負担も大きく、怪我のもとです。最初から無理をせず、運動はごく軽いレベルのものからスタートして、まずは食生活の内容から改善を始めましょう。その日に食べたいものを食べるのではなく、必要な栄養素がきちんと摂れて、しかも低カロリーな食材を選べばいいのです。

たとえばお肉１００グラムでも、牛サーロイン肉は約５００キロカロリーと高カロリーですが、鶏もも肉なら約２００キロカロリーと半分以下になります。同様に主食でパンやクロワッサンを1~2個食べるなら、白飯をお茶碗一杯だけ食べたほうがカロリーは大幅に抑えられるのです。ソースや醤油、ドレッシングといった調味料もカロリーを見て選ぶとよりいいでしょう。このように**食事を見直して、カロリーの摂取と消費の差を少しでも埋めることが体脂肪を減らす第一歩となるのです。**

よく食べる食材のカロリーを知ろう

■主な食材のカロリーの目安

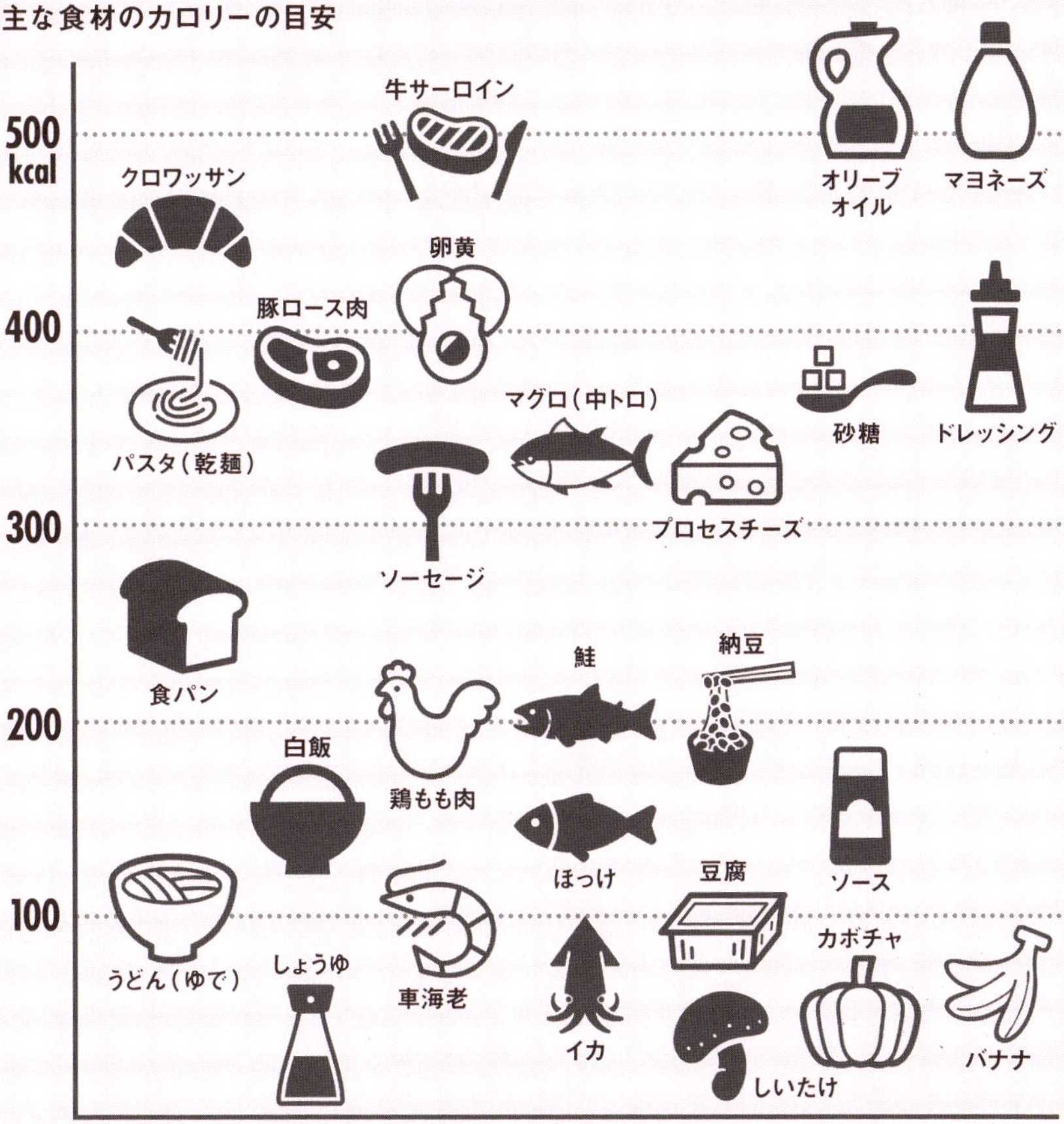

野菜、果物は全般的にカロリー低め

普段よく食べる食材の中でも、とくにカロリーの低いのが野菜や果物全般。ビタミン、ミネラルもたっぷりなので、毎食しっかり食べて健康的に体脂肪を減らしましょう。サラダにして食べるときは高カロリーなドレッシングやマヨネーズは控えめに。

動物性、植物性に関係なく油を摂れば脂肪になる？

◎すべての油は中性脂肪でできている

ある研究機関の実験報告で、**「動物性、植物性を問わず、摂取した油は最終的に体脂肪になる」**という衝撃の結果が公表されました。

実験動物をふたつのグループにわけ、動物性脂肪と植物性脂肪を与えたところ、動物性脂肪を食べたグループはもれなく内臓脂肪が増加。一方、植物性脂肪を食べたグループは肝臓に中性脂肪が溜まった、いわゆる脂肪肝の状態になっていたそうです。脂肪の付き方こそ違いましたが、どちらのグループも体脂肪が大幅に増えていたというわけです。

とてもセンセーショナルなニュースではありますが、あくまでこれは実験のために脂肪だけを与え続けた結果。人間の食生活で脂肪だけを摂り続けることは普通ありえないので、これがそのままヒトにも当てはまるとは必ずしも言い切れません。ですが、昨今の健康ブームで「健康にいい」「ダイエットに効く」などとマスコミが取り上げた食材が爆発的に売れるという状況が日常化しているのも、また事実。そうしたブームに乗って特定の食材ばかり過剰に摂取してしまうと、この実験結果のような事態が体に起きる可能性もあり得るのです。**オリーブ油やアマニ油など体にいいと言われる油もいろいろありますが、どれも元を正せば中性脂肪です。摂り過ぎは決してプラスにはなりません。**

どんな油も最後は体につく

動物性脂肪（主に飽和脂肪酸）

肉の脂身　バター　ラード

脂肪細胞の中に
中性脂肪が溜まり、
内臓脂肪が増加

植物性脂肪（主に不飽和脂肪酸）

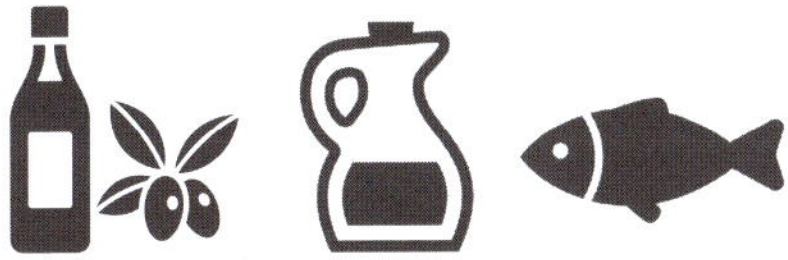

オリーブ油　サラダ油　魚の油

肝臓の細胞内に
中性脂肪が溜まり、
脂肪肝の原因に

どんな種類の油も摂りすぎれば脂肪になる

健康にいい油もある

適度に摂ることで健康によい油も存在する。同じ油を使うなら、右記のオメガ3系、オメガ9系に属する油を上手に活用するといい。

不飽和脂肪酸	オメガ3系脂肪酸	アマニ油、えごま油、しそ油、青魚の油などに多く含まれる。体内で合成できず、動脈硬化や認知症予防の効果があるとも言われている
	オメガ9系脂肪酸	オリーブ油、キャノーラ油、紅花油など。オレイン酸を多く含み、コレステロール対策や老化予防に効果が期待されている

肉を食べるなら赤身肉や鶏胸肉が◎

◎コレステロール値の上昇に要注意

最近テレビなどで肉のもたらす健康効果について、よく目にすることがあります。**肉を食べることで飽和脂肪酸が血管を丈夫にし、さらにタンパク質は筋肉のもとになる**ため、高齢になっても肉を食べていれば、より健康的に長生きができる、といった話です。

その一方で、少し前には肉を食べるとコレステロール値が上がるから高齢になったら控えなさい、という声も多く聞かれました。事実、**肉の飽和脂肪酸にはコレステロール値を上げる作用もある**ため、中高年以上で肉を食べる頻度が多い方はコレステロール値の上昇による動脈硬化が心配です。なお、飽和脂肪酸は肉の脂身だけでなく、カップ麺などのインスタント食品やスナック菓子、チョコレートなどにも多く含まれています。お肉を楽しみたいならこうした菓子類は極力控えたほうがいいでしょう。

「それでも肉が食べたい！」という方は、食べる部位でもひと工夫。脂身の多い部位は避け、肩やももなどの赤身がオススメです。牛の赤身肉や鶏の胸肉は低カロリー、低脂肪、高タンパクとまさにダイエットに最適の完璧食材。しかも**赤身肉に多く含まれるL－カルニチンには脂質の代謝を促進し、体に脂肪がつきにくくする働きもあるのです。**体脂肪やコレステロールが気になる方は断然、赤身肉がオススメです。

部位によって脂肪の量が違う

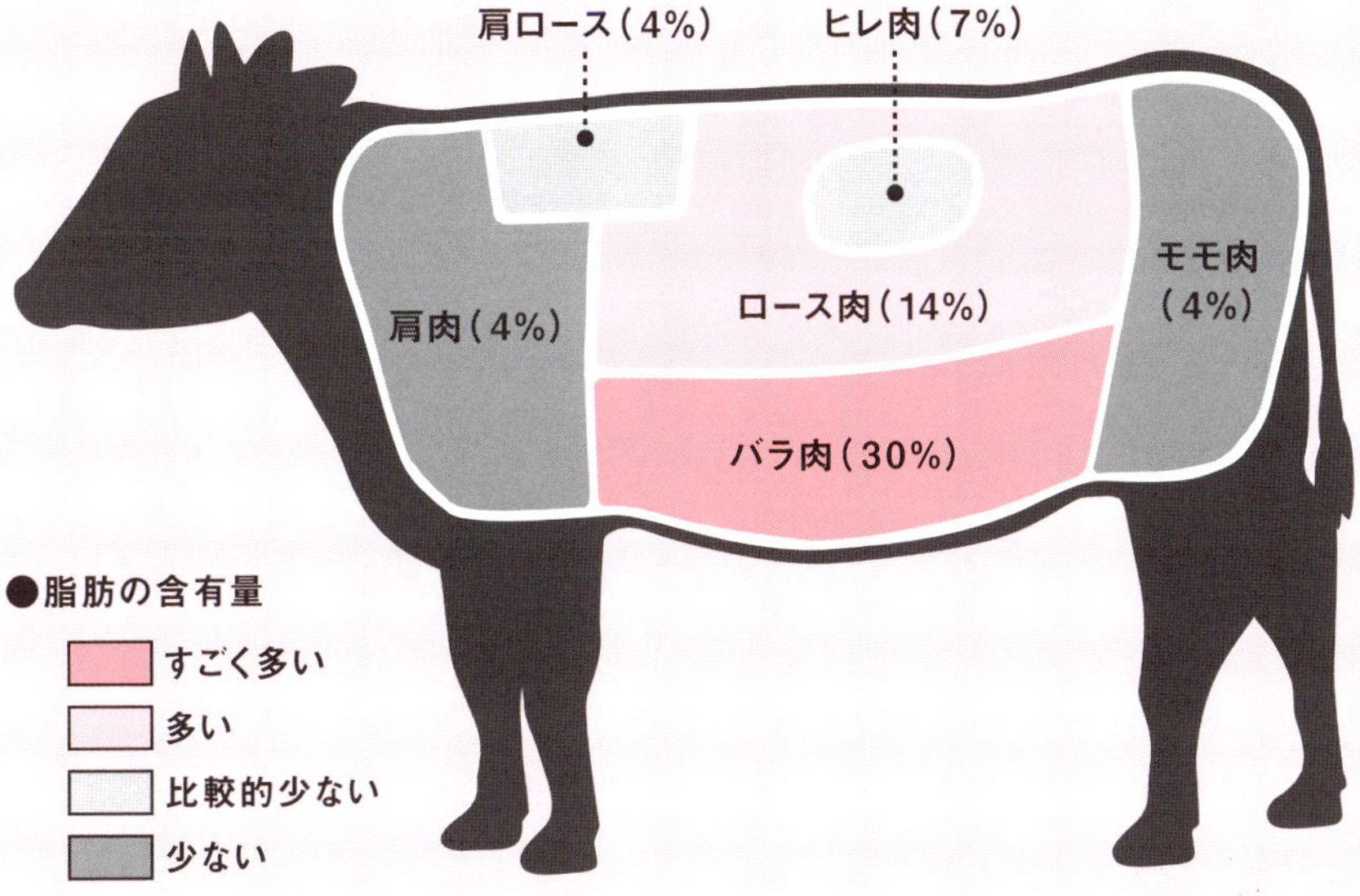

飽和脂肪酸が増えるとコレステロールも増える

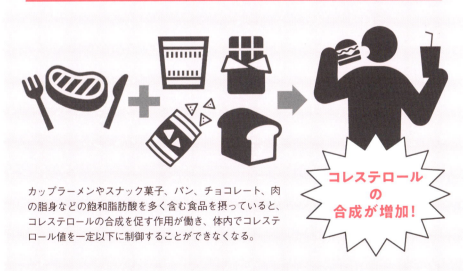

カップラーメンやスナック菓子、パン、チョコレート、肉の脂身などの飽和脂肪酸を多く含む食品を摂っていると、コレステロールの合成を促す作用が働き、体内でコレステロール値を一定以下に制御することができなくなる。

体脂肪を減らしたいなら、調理は「揚げるより焼く」「焼くより煮る・蒸す」

◎調理法で脂肪とカロリーは減らせる

食材やその部位の選び方によってカロリー、脂肪の量が異なることはすでに紹介したとおりです。でも、そこで安心するのはまだ早い。その**食材をどう調理して食べるかによって、まったく同じ食材でも最終的なカロリーに大きな差ができてしまうのです。**

たとえば、肉類の中でも比較的ヘルシーな鶏のもも肉ですが、その調理法を「揚げる」「焼く」「煮る」「蒸す」の4種類で比較してみると、出来上がった料理のカロリーと脂質に大きな差があることがわかります（左ページ上図）。とくに鶏のから揚げは、衣をつけて揚げるため、衣が油を吸って、元々の肉のカロリーと脂質に油が上乗せされているわけです。揚げ物は料理としてはとてもおいしいものですが、ちょっと見方を変えると「油をディップして食べている」ようなものなのです。

一方、**「焼く」「蒸す」といった調理法は、調理中に肉に含まれる脂肪が溶け、肉汁として外に出ていくため、調理前よりもカロリー、脂質ともに少なくなります。**ただし溶け出た油をそのままソースとして使ったり、高カロリーな調味料を加えたりしたら、せっかく減ったカロリーも元通りに。調理の際はなるべく油を少なくし、余分な油は捨てて、味付けもできるだけシンプルにすることを心がけましょう。

調理の仕方でこんなに違う

同じ鶏もも肉でも……

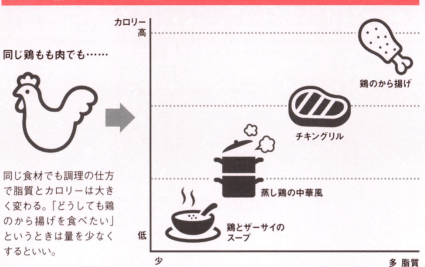

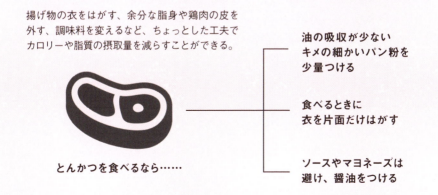

同じ食材でも調理の仕方で脂質とカロリーは大きく変わる。「どうしても鶏のから揚げを食べたい」というときは量を少なくするといい。

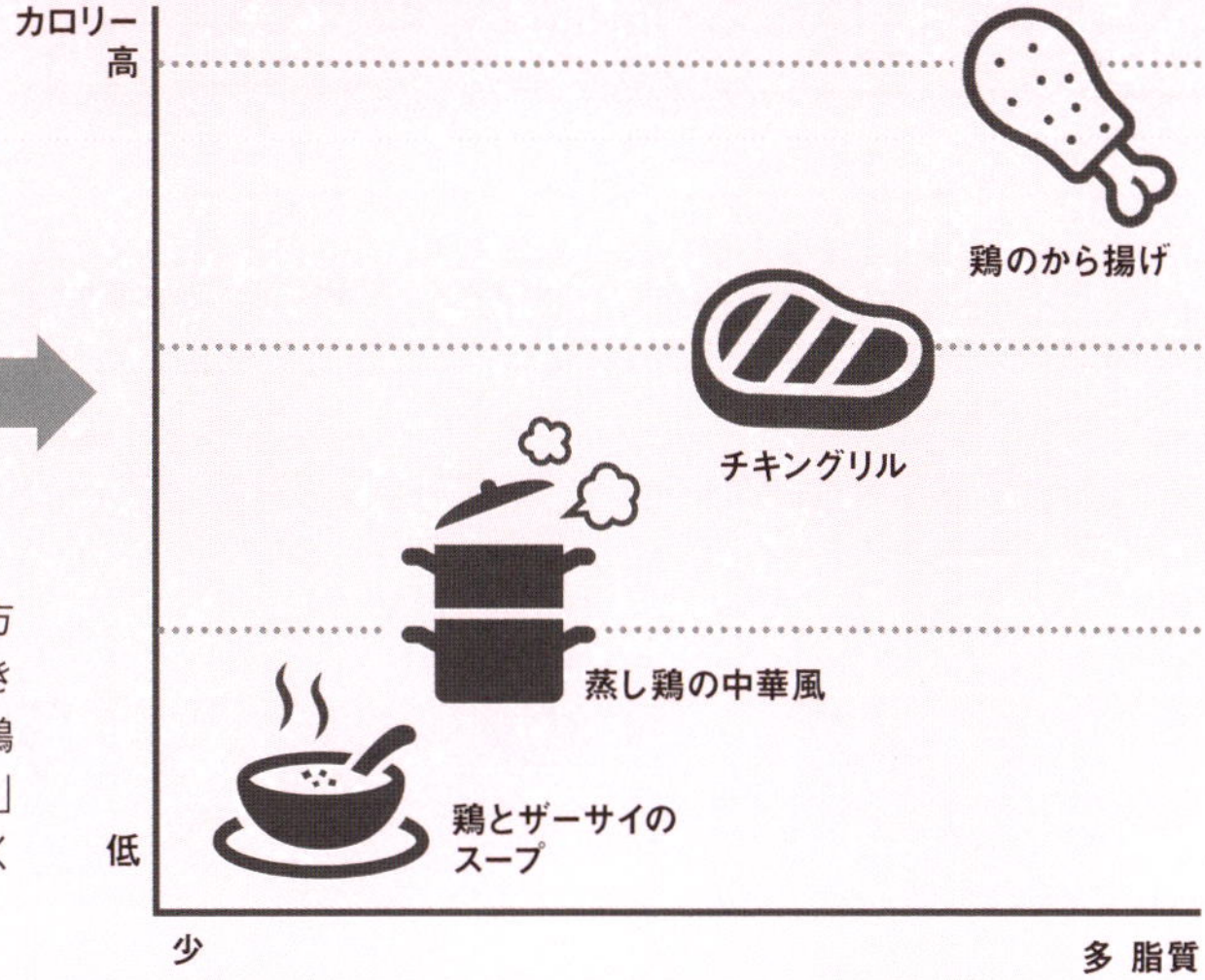

脂質とカロリーは、

揚げる ＞ 焼く ＞ 煮る ≧ 蒸す

ちょっとした工夫でも脂肪は減らせる

揚げ物の衣をはがす、余分な脂身や鶏肉の皮を外す、調味料を変えるなど、ちょっとした工夫でカロリーや脂質の摂取量を減らすことができる。

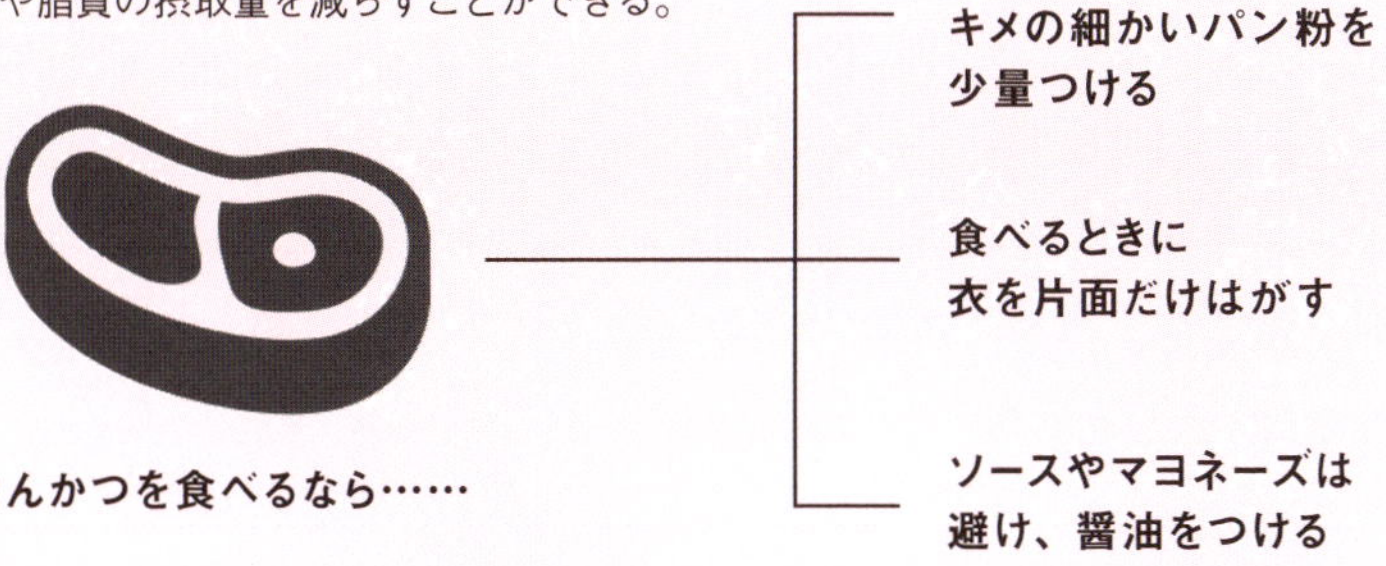

とんかつを食べるなら……

「糖類ゼロ」＝「糖質ゼロ」ではない？

◎食品の「強調表示」にはウラがある

糖分は摂りたくない、でも甘い物が食べられないのはツライ。そんなダイエッターの熱いニーズに応え、一躍ヒット商品となったのが「無糖」「糖質ゼロ」「ノンシュガー」などの表記で人気のいわゆる糖質カット食品です。

発泡酒やチューハイ、ジュース類などでよく見かけますが、最近ではパスタやうどんといった麺類、ハムなどの加工肉、カップ麺と商品のバリエーションも増えてきました。

「糖質ゼロ」や「無糖」といった文言を商品パッケージに表記するには、消費者庁の定める基準（左ページ上表）をクリアする必要があります。糖質の場合は、食品１００グラム中の含有量が０．５グラム以下なら「糖質ゼロ」などの表記が可能になっているのです。「無糖」なのにほのかに甘みがする商品の多くは、じつはこうしたトリックが隠されているのです。

でも、それよりはるかに恐ろしいのが、この基準における「糖類」の扱いです。**糖アルコールなど一部の甘味料は糖類にカウントされないため、これらを使っている食品や飲料はその含有量に関係なく「糖類ゼロ」と表記することができるのです。**食品成分表示にキシリトールやソルビトール、マルチトールなどの糖アルコールが含まれていたら要注意。買う際はしっかり成分表示を確認しましょう。

食品の強調表記に関する基準

■強調表示の基準(一部抜粋)

強調表記	ゼロ・ノン・レス・無	ひかえめ、ライト・ダイエット・オフ・低・少	
		食品	飲料
熱量	5kcal	40kcal	20kcal
脂質	0.5g	3g	1.5g
飽和脂肪酸	0.1g	1.5g	0.75g
コレステロール	5mg	1.5g	0.75g
糖質	0.5g	5g	2.5g

※各基準値は食品100g、飲料100mlに対してのもので、この基準値以下の場合、強調表示が使用可能となる。

出展：消費者庁ホームページ

「糖質」と「糖類」、何が違う?

上記の強調表示において「糖質」とは炭水化物から食物繊維の量を差し引いたものと定義されている。一方、「糖類」は、糖アルコールを除く単糖類と二糖類とされている。

糖アルコールとは

天然の素材から甘みを抽出した人工甘味料。代表的なものとしてキシリトール、ソルビトール、マルチトールなどがある。

糖質とは

炭水化物－食物繊維＝糖質

糖類とは

単糖類(ブドウ糖、果糖など)
二糖類(麦芽糖、ショ糖など)
ただし糖アルコールは除く

糖アルコールはどれだけ入っていても「糖類ゼロ」と表記できる!

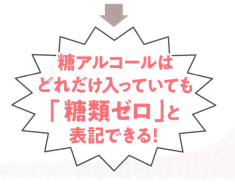

「酒は百薬の長」はウソ？ 肥満の元になる高カロリー飲料

◎日本酒1合でほぼご飯1杯分

中国の歴史書『漢書』の中に「酒は百薬の長」という諺が出てきます。お酒は緊張を解きほぐし、気分を高揚させてくれるもので、どんな薬よりも優れた効能がある、という意味の言葉です。たしかに**お酒を飲むことで精神的にリラックスでき、ストレス解消にも役立ちます。また、一時的な血行改善に効果があることも認められています。しかしそれはあくまで「適量」での話**。そもそもお酒は比較的カロリーの高い飲み物で、たとえば日本酒なら1合（１８０ｍｌ）、缶ビールは５００ｍｌ缶1本でご飯1杯分とほぼ同じカロリーです。お酒によっては糖質を非常に多く含んでいるものもあるため、気分が盛り上がって飲みすぎてしまうと、それは体脂肪となって帰ってくるのです。

もうひとつ、お酒には隠された恐ろしい一面があります。**食欲を増進させ、同時に脂肪を溜め込む性質を持つホルモンも分泌させるのです。**また、アルコールが肝臓で分解される際、中性脂肪の合成が活発に行われることもわかっています。つまり飲めば飲むほど体脂肪が増えやすい体になっていく、というわけです。

吉田兼好は『徒然草』の中で、酒について「百薬の長とはいへど万の病は酒よりこそ起れ」と記しています。万病の元とまでは言いませんが、飲み過ぎは体に毒ということです。

お酒によってカロリーが異なる

■主なアルコールのカロリー一覧

酒の種類	数量	カロリー	100mlあたり
日本酒(本醸造酒)	1合(180ml)	192kcal	107kcal
日本酒(吟醸酒)	1合(180ml)	187kcal	104kcal
ビール	350ml	141kcal	40kcal
発泡酒	350ml	159kcal	45kcal
赤ワイン	グラス1杯(125ml)	91kcal	73kcal
白ワイン	グラス1杯(125ml)	91kcal	73kcal
ロゼワイン	グラス1杯(125ml)	96kcal	77kcal
焼酎(35%)	シングル(30ml)	59kcal	197kcal
焼酎(25%)	シングル(30ml)	42kcal	142kcal
ウイスキー	シングル(30ml)	68kcal	226kcal
ウオッカ	シングル(30ml)	68kcal	228kcal
梅酒	シングル(30ml)	49kcal	162kcal
紹興酒	シングル(30ml)	38kcal	128kcal

アルコールには太らせる効果がある

アルコール自体のカロリーより怖いのが、その副次的な効果。右記のとおり、アルコールは食欲が増進し、さらに食べた分のカロリーをそのまま脂肪として蓄えようとする働きがある。84ページでも紹介しているが、一緒に食べるツマミに何を選ぶかも重要となる。

アルコールの副次的な効果

食欲の増進

↓

ホルモンが内臓脂肪の蓄積を促す

↓

飲酒量に比例して中性脂肪を合成

ダイエット向きのお酒とは？

◎動物実験で体脂肪を抑える効果も

前ページではお酒の飲み過ぎによるリスクを紹介しましたが、適量であれば飲酒は決して悪いことではありません。むしろお酒の種類によっては、ダイエットにプラスに働くものもあるのです。なかでもここ数年、とくにその効果が注目されているのが赤ワインです。

赤ワインはアルコールの中でもカロリーが低く、醸造酒の中では糖質の含有量も少ないのが特徴。また、赤ワインに多く含まれる**植物成分のポリフェノールには、内臓脂肪の蓄積を抑える効果がある**という研究結果も多く報告されているのです。お酒は大好きだけど体脂肪も気になる、という方にとっては夢のような話です。

ただし、前ページでも紹介したとおり、飲み過ぎは絶対ダメ。いくらポリフェノールが体脂肪を抑えるといってもゼロになるわけではなく、**アルコール分解時には飲酒量に比例して中性脂肪が合成されてしまう**からです。お酒を飲みたくなったら赤ワイン、飲んでも適量（グラス2杯程度）と心がけましょう。

なお、**ポリフェノールはお酒以外の食べ物でも摂ることができます。**赤ワインの原料であるブドウはもちろん、ブルーベリーや緑茶、コーヒー、カカオ含有率の高いチョコレートなどにも含まれています。こうした食品をうまく活用することもオススメします。

ポリフェノールが内臓脂肪を抑える

マウスを使ってポリフェノールの効果を調べた実験では、高脂肪食のみを与えられたマウスと、高脂肪食にポリフェノールの成分を混ぜて与えたマウスとで、それぞれの体重、内臓の体脂肪量に顕著な差が見られた。この結果からポリフェノールにはダイエット効果アリとする声も増えている。

■マウスの体重の変化

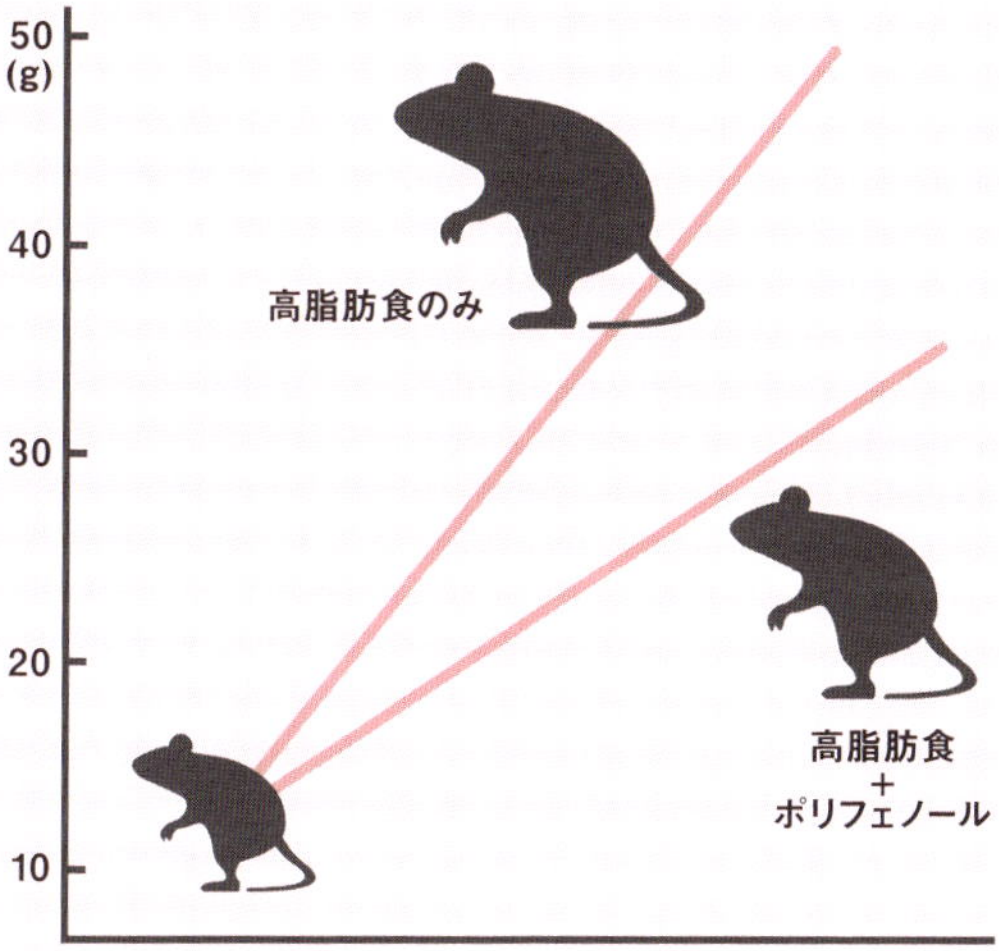

■体脂肪の量

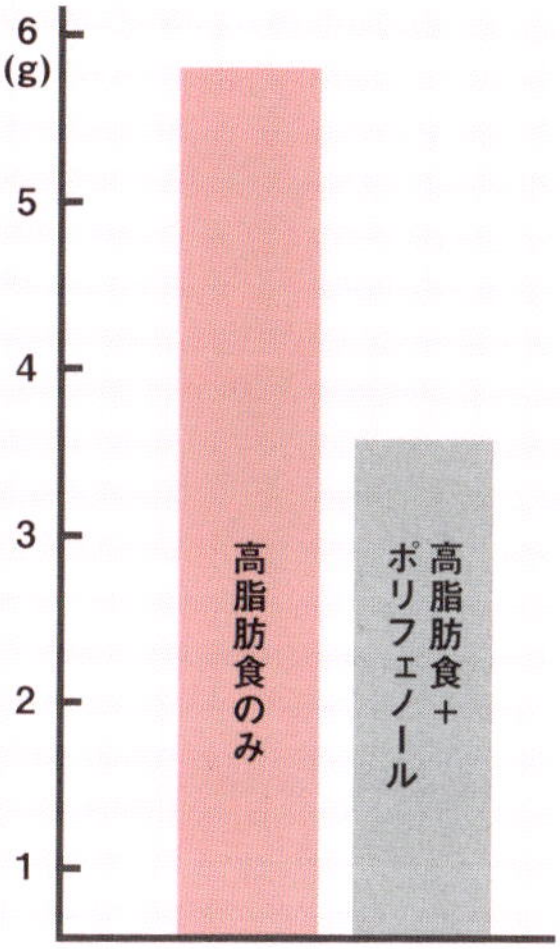

ポリフェノールは果物やコーヒーにも

ポリフェノールは赤ワインにだけ含まれているわけではない。ブドウやブルーベリーといった果物をはじめ、コーヒー、緑茶、カカオ含有率の高いチョコレートなどでも摂ることができる。お酒が苦手な方はこうした食べ物で摂るようにするといい。

お酒を飲んでも絶対に太らない 上手な飲み方、食べ方

◎酒の席でも自分を甘やかさない

　ダイエット中でもふいに酒の席に招かれることはありますし、気のおけない仲間とたまにはパーッと飲みたくなることもありますよね。そんなときでも太らない飲み方、食べ方がじつはあるのです。

　酒の席で何より怖いのはアルコールの量ではありません。酔っ払って気持ちがゆるんでしまうことです。ダイエット中は食べたいものも満足に食べられず、ある意味で禁欲的な生活を強いられることになります。そんな状態でアルコールが入り、盛り上がってしまうと**一気に理性のタガが外れ、それまで我慢してきた反動のように暴飲暴食してしまう**ことも……。当然これまでの努力は水の泡になってしまいます。そうならないためにも、酒の席ではいつも以上にきつく手綱を引き締めましょう。

　また、飲み会で太らないためには、メニュー選びも重要です。**基本は揚げ物や脂っこいものを注文しない**こと。誰かが注文しても自分の席からは遠ざけておきましょう。ジュースで割ったお酒もダメ。**シメのご飯やデザートも厳禁です。**その他、居酒屋メニューの定番である焼き鳥や焼き魚、お刺身などは食べても問題ないので、実際やってみるとさほど肩身が狭く感じることもないでしょう。いつもより少し気を遣うだけで、飲み会太りを回避することは可能です。

太らないためのメニュー選び

①まずは枝豆、冷奴で食べ過ぎを防ぐ

まずは冷奴や枝豆、生キャベツなどの軽いツマミでお腹を満たし、アルコールの食欲増進による食べ過ぎを防ごう。

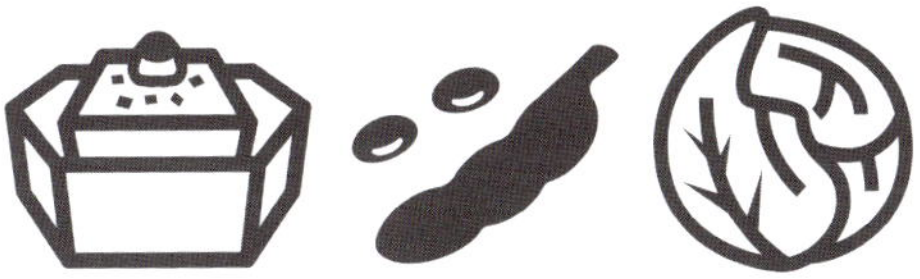

②お酒はワインか焼酎で。「とりあえずビール」はNG！

ビールはアルコール度こそ低いが、糖質は高め。ワインや焼酎がオススメだ。割るならジュースではなく水かお茶で。

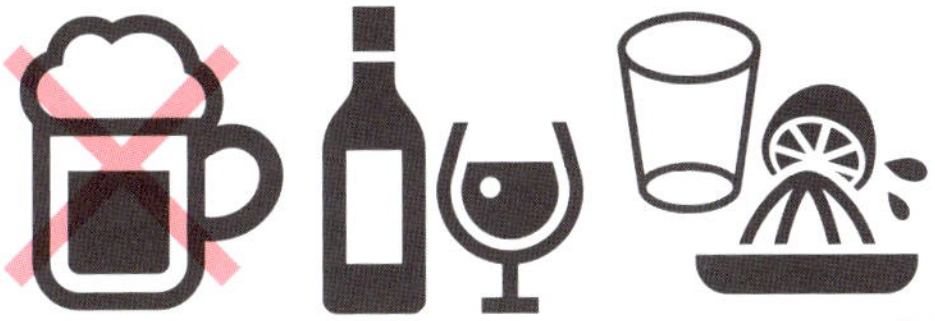

③揚げ物より焼き物、肉より魚を食べる

鶏のから揚げやフライドポテトなどの揚げ物は避け、焼き鳥やイカ焼きなどの焼き物、お刺身などに変えると脂肪も少なくヘルシー。

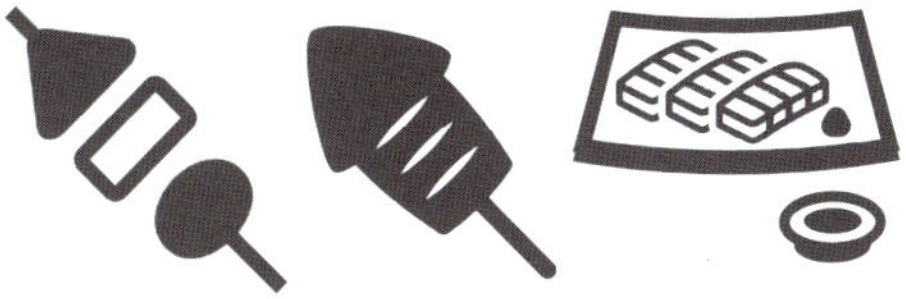

④しめのご飯物、麺類、スイーツは厳禁！

飲んだ後は軽い食事やデザートがほしくなるもの。お酒の力で気も緩みがちだが、今日のお酒を脂肪に変えたくなければ我慢！

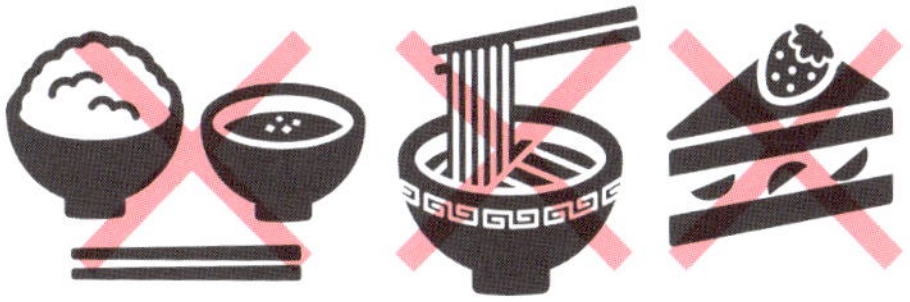

内臓脂肪をつきにくくする 青魚が持つ驚きのパワー

◎青魚は体脂肪を抑える天才

サバやイワシといった背中の色が青い魚、いわゆる青魚に含まれる成分、DHA（ドコサヘキサエン酸）を摂ると、頭が良くなると注目されたことがありました。そのDHAですが、最近では同じく青魚が持つ成分のEPA（エイコペンタエン酸）とともに、体脂肪の増加を抑える効果があるとして再び大きな注目を集めているのです。

DHAとEPAはどちらも青魚に豊富に含まれる不飽和脂肪酸の一種。摂取することで体内に溜まった中性脂肪を減少させ、さらに内臓脂肪をつきにくくする効果もあると言われています。他にも動脈硬化を起因とする心臓病や脳卒中、また糖尿病やがん、認知症の予防にも役立つという報告もあるそうです。もはやいいこと尽くめのDHAとEPAですが、その効果を得るには**1日に合計1000ミリグラムを目安に摂取することが推奨されています。**

左ページのグラフは、生魚100グラムに含まれるDHAとEPAの合計量を表したもの。1日1食これらの魚をメニューに加えるだけで、ダイエットに十分な量のDHAとEPAを摂取することができるのです。最近はスーパーマーケットやコンビニでも調理済みの魚を買えますので、調理や後片付けが面倒という方もどんどん青魚を食べましょう。

EPA、DHAが中性脂肪を減らす

不飽和脂肪酸であるEPAとDHAには、それぞれ体内の中性脂肪を減少させ、内臓脂肪をつきにくくする働きがある。さらに血管内の中性脂肪を分解して血の塊ができにくくしたり、悪玉コレステロールを減らしたりする効果もあるため、多くの成人病の原因である動脈硬化の予防にもなる。

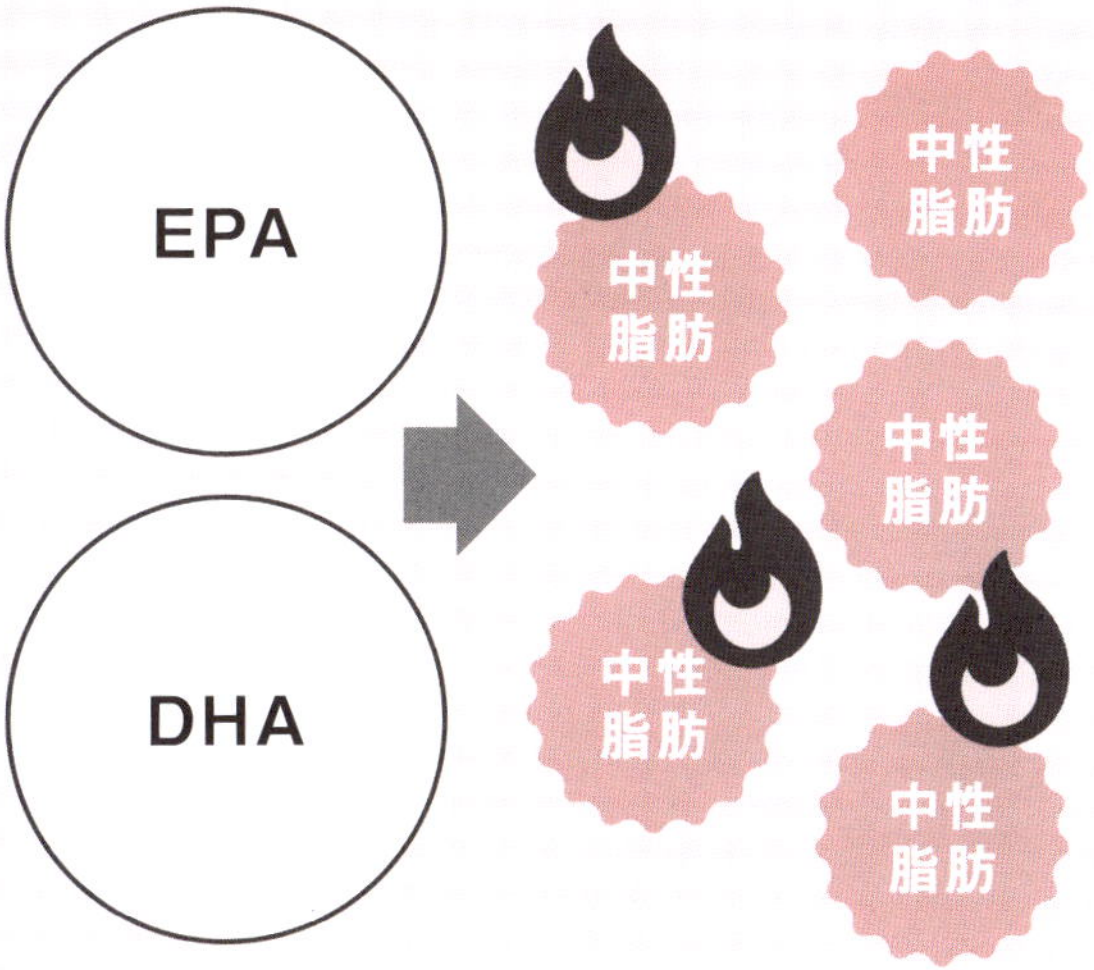

■EPA、DHAを多く含む魚

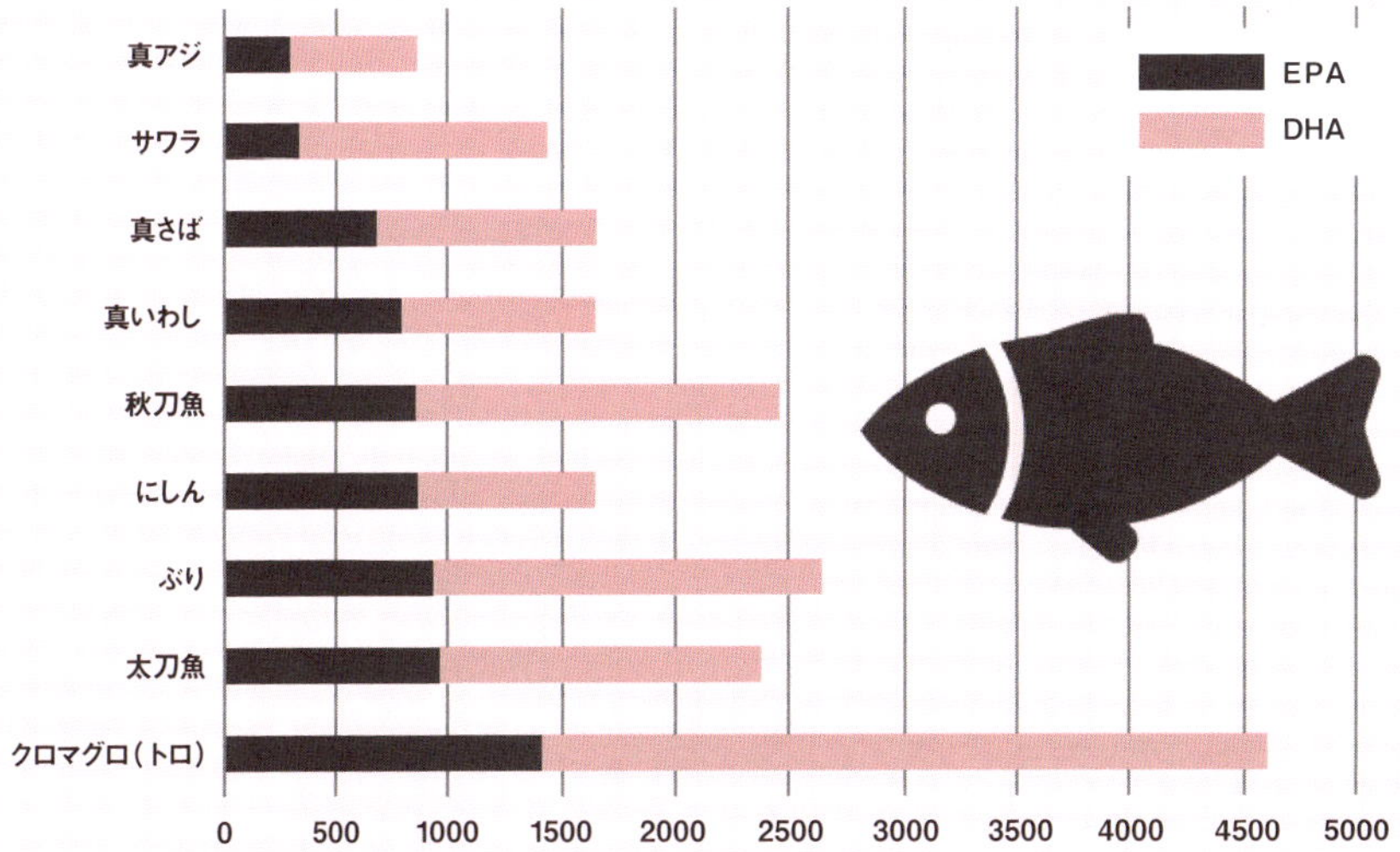

※データは可食部100gあたりのEPA、DHA含有量
出展：文部科学省「日本食品成分表2015年版（七訂）」脂肪酸成分表編より

海藻が日本人の太りやすい体質を救う

◎日本人は遺伝的に海藻を分解できる

内臓脂肪の増加を防ぐ食べ物として、海藻もそのひとつに挙げられます。**海藻は食物繊維を豊富に含み、カロリーも低くてヘルシーな食べ物。しかもその食物繊維は水溶性食物繊維で、胃腸に留まる時間が長くて腹持ちがいい**、という長所も併せ持っています。

この海藻、消化しにくくて食べてものそのまま出ていくものだ、とこれまでは考えられていました。ところが２０１０年、英科学誌『Ｎａｔｕｒｅ』に「日本人は海藻を分解できる酵素を持っている」という論文が発表され、話題になったのです。この論文によると、日本人13人と米国人18人の腸内細菌を調べたところ、海藻を分解できる酵素が日本人の５人から発見され、米国人からはまったく発見されなかったとのこと。日本人が昔から海藻を食べる習慣があったことが要因とも考察されています。

いずれにしても、海藻を分解できる腸内細菌が遺伝的に伝わっているというのは、内臓脂肪がつきやすい日本人にとって朗報です。**海藻を分解すると、分解の過程で短鎖脂肪酸が発生し、これが中性脂肪の取り込みを抑えたりエネルギー消費を高めたりする**ことが動物実験からわかっています。わかめ入りの味噌汁、海苔、海藻サラダなど、海藻の入った食べ物を意識的に摂ることで肥満の抑止につながるでしょう。

日本人は海藻を分解する腸内細菌を持っている

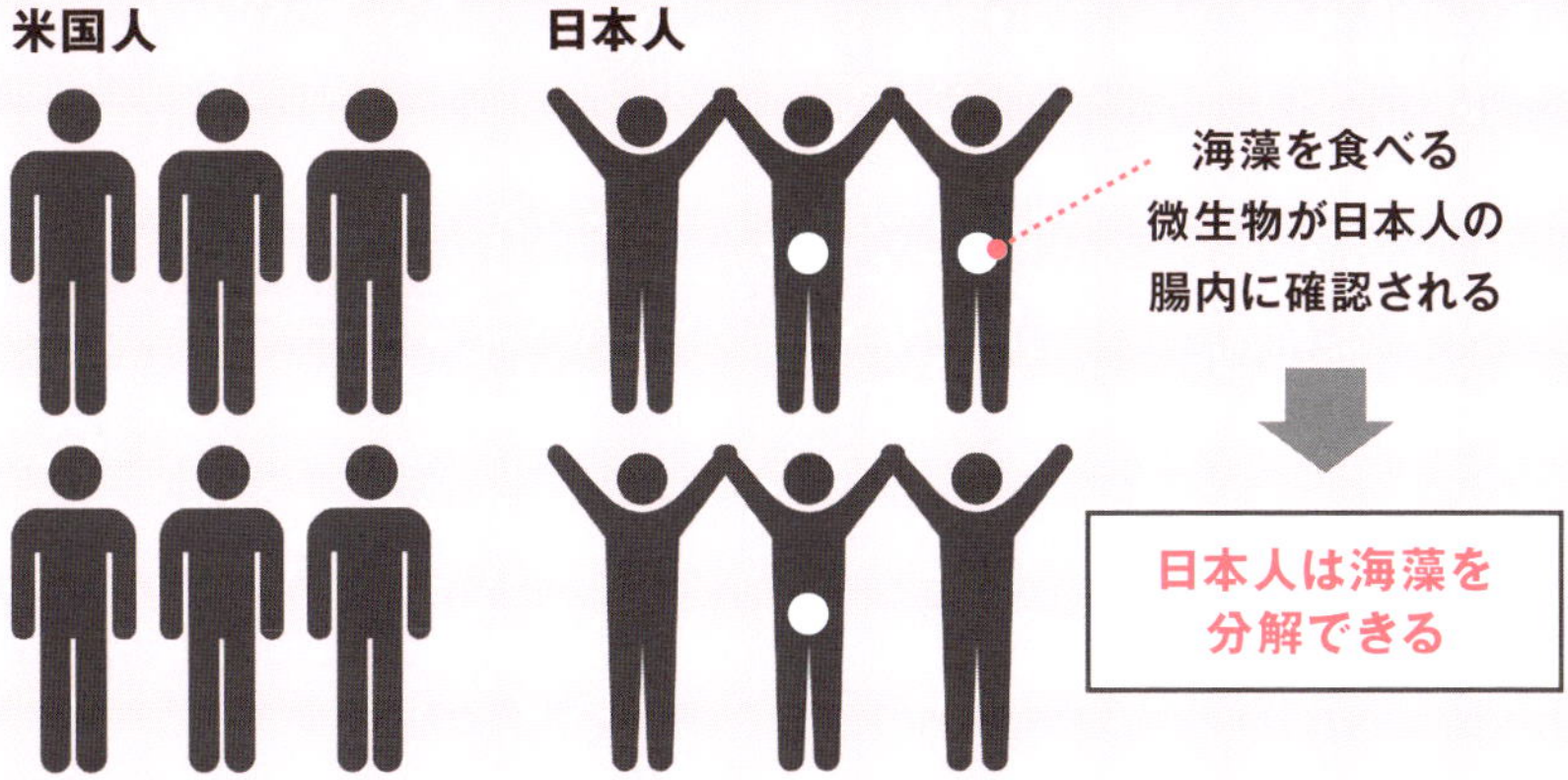

英科学誌『Nature』に発表された論文によれば、日本人と米国人の腸内細菌を調べたところ、海藻を分解できる微生物が日本人からだけ発見されたとのこと。日本人は遺伝的に海藻を分解できるのではないか、と考えられている。

海藻を食べることで内臓脂肪の増加を抑えられる

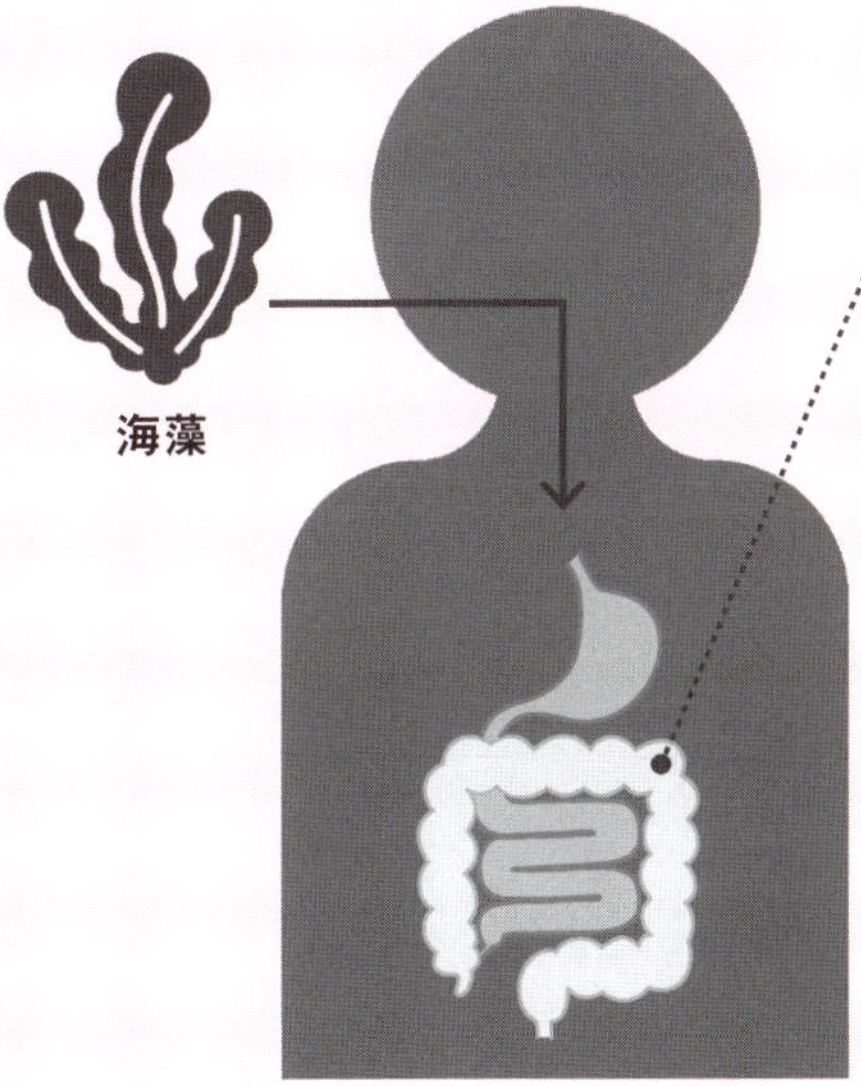

海藻を分解すると短鎖脂肪酸という物質が発生。これは中性脂肪の取り込みを抑えたりエネルギー消費を高める効果が確認されている。

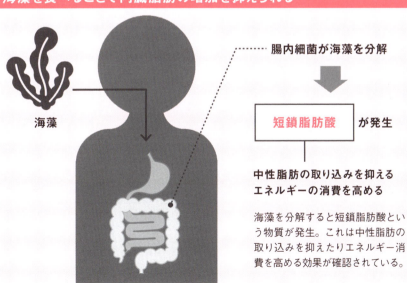

肥満を防ぐ高野豆腐の力

◎健康にオススメのスーパーフード

内臓脂肪をつきにくくする食べ物として、いちばんオススメしたいのが高野豆腐です。高野豆腐は豆腐を冷凍して低温熟成した後、解凍して乾燥させた保存食品。地域によっては「凍み豆腐」や「凍り豆腐」の名で親しまれています。

高野豆腐が優れているのは、栄養成分がギュッと凝縮されていることです。原料は普通の豆腐ですが、熟成・乾燥させることで栄養価が大きくアップ。つぎのページに高野豆腐と木綿豆腐の栄養比較を載せていますが、同じサイズでくらべると、高野豆腐はたんぱく質や脂質が豊富なのがわかるでしょう。高野豆腐はそれだけ栄養に優れた食品なのです。「脂質が多いのはよくないのでは?」と思う方もいるかもしれませんが、安心してください。そのおよそ8割は血管を健康に保つ不飽和脂肪酸なのです。

一方、**糖質（炭水化物から食物繊維を除いたもの）の量が少ないのも大きな特徴**です。つぎのページに載せた糖質量の比較を見ると、高野豆腐はごはんや麺類などとくらべて圧倒的に糖質が少ないのがわかると思います。高野豆腐を主食として食べれば、とてもヘルシーな食事になるわけですね。表に載せた「高野豆腐3枚」の量は、ごはんの代わりになるくらいしっかり食べ応えがあります。低糖質なのに満腹感も十分に得られるのが高野豆腐の魅力なのです。

高野豆腐は栄養の宝庫

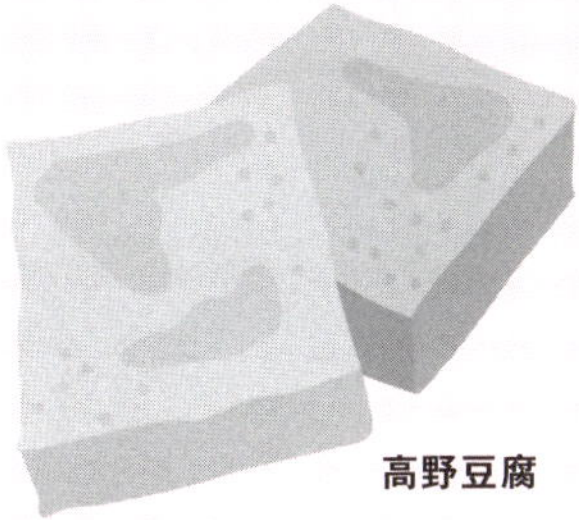

同じ大豆製品の木綿豆腐より栄養が凝縮されている!

高野豆腐は低温熟成・乾燥により栄養が凝縮された食品。同サイズの木綿豆腐とくらべるとたんぱく質や脂質がとくに優れている。

■高野豆腐と木綿豆腐の栄養比較

栄養素	高野豆腐（1枚 16.5g）	木綿豆腐（左記と同サイズ）
エネルギー（kcal）	88.4	59.4
たんぱく質（g）	8.3	5.4
脂　質（g）	5.6	3.5
炭水化物（g）	0.7	1.3
食物繊維（g）	0.4	0.3
カリウム（mg）	5.6	115.5
カルシウム（mg）	104	71
マグネシウム（mg）	23.1	107.3
リン（mg）	135.3	90.8
鉄（mg）	1.24	0.74
亜鉛（mg）	0.86	0.5

低糖質なのに満腹感がある

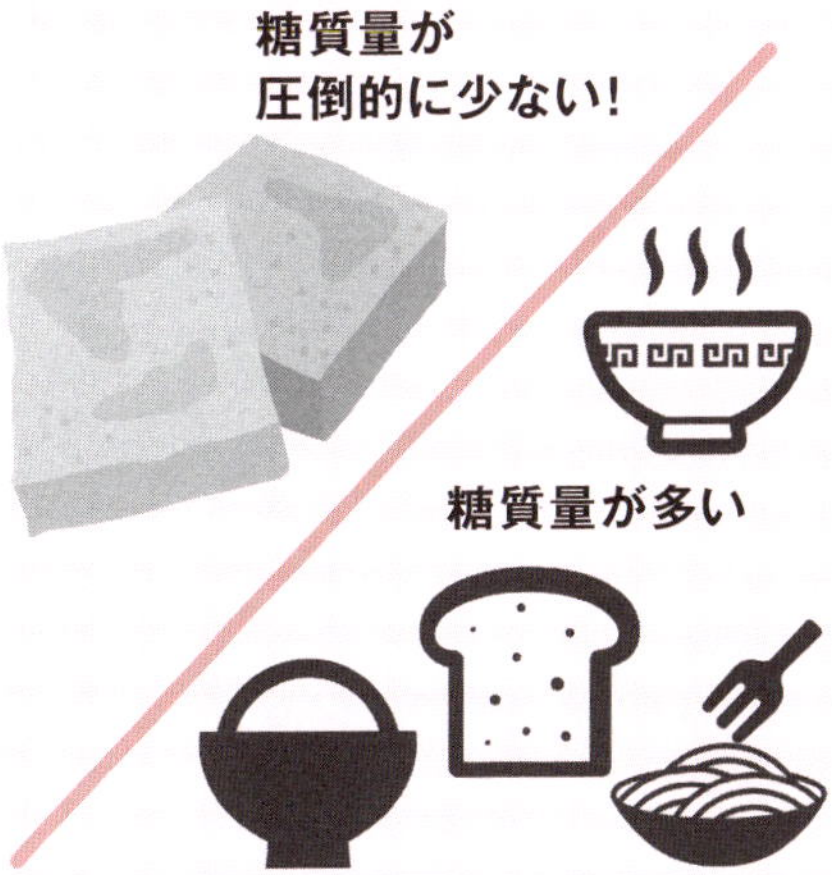

高野豆腐と主食類の糖質量をだいたい1食分の量で比較。高野豆腐は群を抜いて低糖質で、それでいてしっかりと食べ応えもある。

■おもな主食との糖質量比較

食品	糖質量（g）
高野豆腐（3枚 約50g）	0.9
うどん（1人前）	51.6
そば（1人前）	59.4
ラーメン（1人前）	69.0
パスタ（1人前）	75.0
食パン（半斤）	88.8
白米（茶碗大盛1杯）	91.2

※文部科学省「日本食品標準成分表（七訂）」より抜粋。食事としてだいたい同量になるよう換算。糖質量は「炭水化物ー食物繊維」にて算出

高野豆腐には内臓脂肪を減らす効果も

◎食べること自体がダイエットに

高野豆腐の優れているところは、栄養がたくさん含まれている点だけではありません。**高野豆腐には、内臓脂肪を燃焼したり中性脂肪が抑えられたりする効果もあるのです。**

高野豆腐には大豆たんぱくのひとつである「βコングリシニン」という成分が含まれているのですが、これには内臓脂肪を燃焼させ、血液中の中性脂肪を低下させる効果があることが確認されています。内臓脂肪が減ると、脂肪細胞から分泌される善玉物質であるアディポネクチンが増え、さらに内臓脂肪が燃焼しやすくなる、という好循環が生まれるのです。

さらに、これも大豆たんぱくのひとつですが「レジスタントタンパク」という成分が高野豆腐には豊富に含まれています。**レジスタントタンパクとは消化・吸収されにくいたんぱく質のことで、肝臓での中性脂肪の合成を抑え、血液中の中性脂肪の上昇を抑える作用があります。**動物実験では血液中のコレステロールが低くなり、コレステロール代謝が活性化したという報告もあるほど。中性脂肪とコレステロールのふたつを抑えるとして注目されています。

以上のように、高野豆腐は食べること自体が肥満解消につながるのです。栄養が豊富で糖質が少なく、痩せる効果もあるのですからスーパーダイエットフードと言っていいでしょう。

βコングリシニンが内臓脂肪を燃焼させる

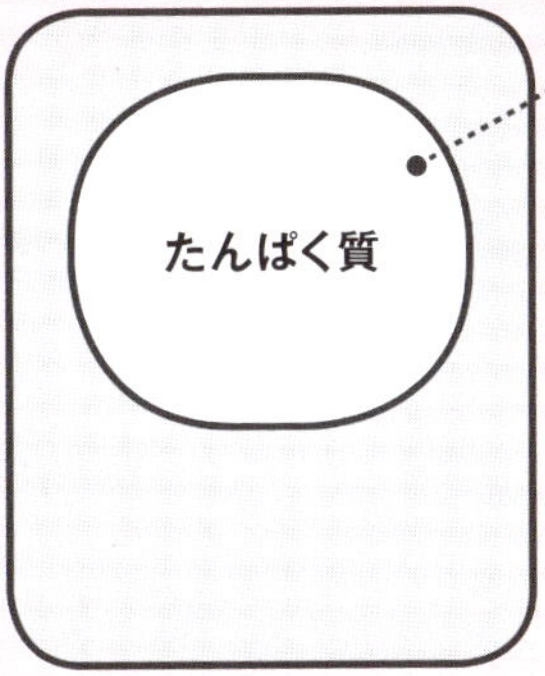

高野豆腐

βコングリシニン

大豆に含まれるたんぱく質のひとつ

・血中の中性脂肪を減らす
・内臓脂肪を減らす

これらの効果が確認されている

肥満解消に!

高野豆腐の持つたんぱく質にはβコングリシニンという成分が含まれている。βコングリシニンには内臓脂肪を燃焼させたり血液中の中性脂肪を低下させる効果がある。高野豆腐を食べること自体が肥満解消の効果を持っているのである。

レジスタントタンパクが中性脂肪を抑制

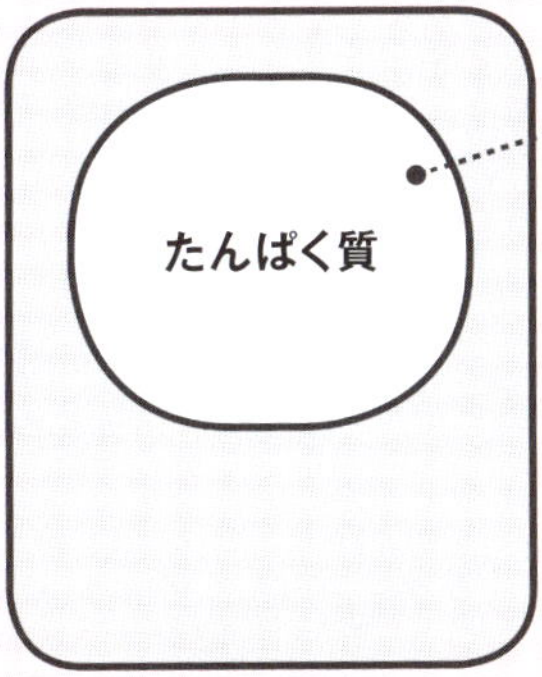

高野豆腐

レジスタントタンパク

大豆に含まれるたんぱく質のひとつ

・消化吸収されにくい
・肝臓での中性脂肪合成を抑える
・腸管からの脂肪吸収を抑える
・血中のコレステロールを減らす

健康にもダイエットにも効果的!

高野豆腐のたんぱく質にはレジスタントタンパクも含まれている。血液中の中性脂肪を低下させ、腸管からの脂肪吸収を抑える効果もある。

おかゆで胃腸をデトックスして代謝アップ

◎腸内環境はダイエットを左右する

　ダイエットフードとしてもうひとつオススメしたいのがおかゆです。**おかゆは消化・吸収されやすい食べ物で、胃や腸への負担が少ないのが大きな特徴です。**また、腸に留まる時間が短く、豊富な水分で腸内をきれいに洗い流してくれる効果もあります。腸内は、いろいろなものを食べればそれだけ食べかす（食物残渣）が増え、汚れていきます。腸内環境が悪化すると代謝が悪くなりますから、**腸内をきれいにしたほうが内臓脂肪を落としやすくなるのです。**

　とは言え、「おかゆだけでは栄養が足りないのでは？」と疑問を持たれるかもしれません。でも、おかゆに肉や魚のトッピングを乗せれば最低限の栄養は摂れますし、人間の体は短期間なら栄養が少々足りなくても問題ありません。そのあいだに腸内をデトックスし、ダイエットしやすい体を作るのです。ただし、2週間ほど経つと体がエネルギー不足を感じて守りに入り、逆に痩せにくくなってしまいますので、あくまでも短期間のみと考えてください。

　食後に血糖値がちょうど落ち着く3時間後くらいが食事間隔の目安。こまめにおかゆを食べ、血糖値をなるべく安定させることで空腹感も来ません。もちろんおかゆですから糖質やカロリーは控えめで胃もたれもなし。短期間だけでも続けると代謝のいい体になりやすいのです。

おかゆの特徴とそのメリット

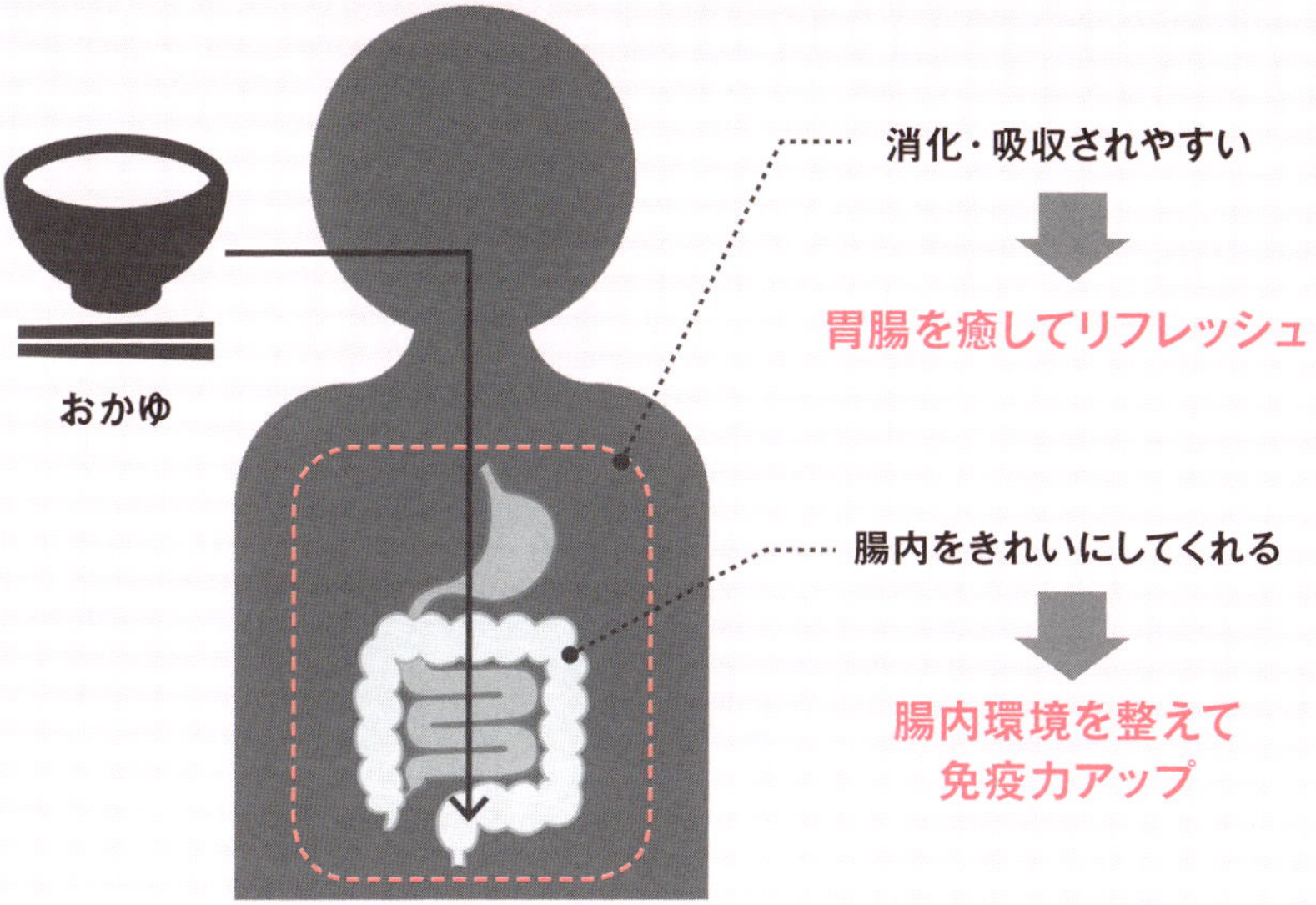
おかゆ
消化・吸収されやすい
胃腸を癒してリフレッシュ
腸内をきれいにしてくれる
腸内環境を整えて
免疫力アップ

ごはんより糖質もカロリーも少ない

おかゆはごはんを水分で何倍にも延ばしたもの。そのため同じ茶碗1杯でもごはんより糖質もカロリーも低くなる。消化・吸収がいいので胃腸への負担も少ない。

こまめに食べれば空腹感なし

3時間間隔くらいで食べると血糖値の変動が少なく空腹感もない。こまめに食べることで体がエネルギーを溜め込もうとしなくなり、太りにくくなる。

トッピングで彩りを変えられる

肉や魚をおかゆにトッピングして具に。筋肉を落とさないよう最低限の栄養をこれで摂る。消化・吸収が悪くならないよう細かく刻んで乗せるのが大事。

腸内環境も代謝もよくなる

おかゆは胃や腸に留まる時間が短く、水分で腸をきれいに洗い流してくれる。腸内環境がよくなると代謝もよくなり、内臓脂肪を落としやすい体になる。

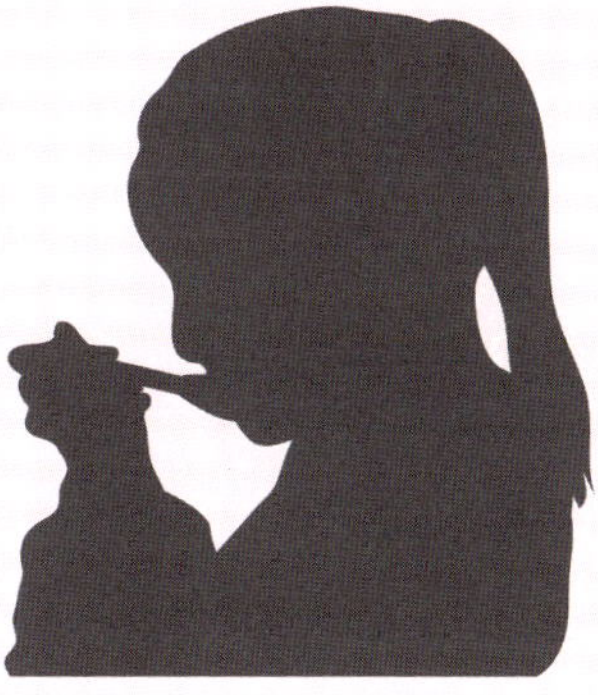

低炭水化物ダイエットは本当にいいの？

◎炭水化物の摂り過ぎは確かに問題

　内臓脂肪を減らす、あるいはつきにくくする方法として、炭水化物を制限する「低炭水化物ダイエット」が話題になりました。ごはんやパンなどの主食は避け、その代わりにたんぱく質と脂質をたっぷり摂る、という食事法です。痩せるためだけでなく、普段から続ける健康法としても注目されました。そこまで厳密でなくても、ごはんを減らすとか麺類をハーフサイズにするなど実践している人も多いかと思います。

　実際、炭水化物を控えるダイエットが効果的であることは世界中の医学誌で発表されていますし、炭水化物を摂り過ぎないようにするのは大事です。ただ、**炭水化物は生きていくのに欠かせないエネルギーであり、炭水化物を極端に減らすと体が危機を感じて、エネルギーを体脂肪として溜め込みやすくなってしまいます。**

　また、炭水化物を控えると肉類などのたんぱく質を増やすことになりますが、肉類を多く摂る欧米型の食事は大腸がんのリスクが高いことが知られています。結局、炭水化物の摂り過ぎも肉類の摂り過ぎもリスクがあるわけです。

　それでも、現代はラーメン＋チャーハン＋餃子のように炭水化物の過剰な食事が溢れていますので、簡単に炭水化物を摂り過ぎてしまいます。「炭水化物を制限する」くらいの気持ちがちょうどいいのかもしれません。

低炭水化物ダイエットとその効果

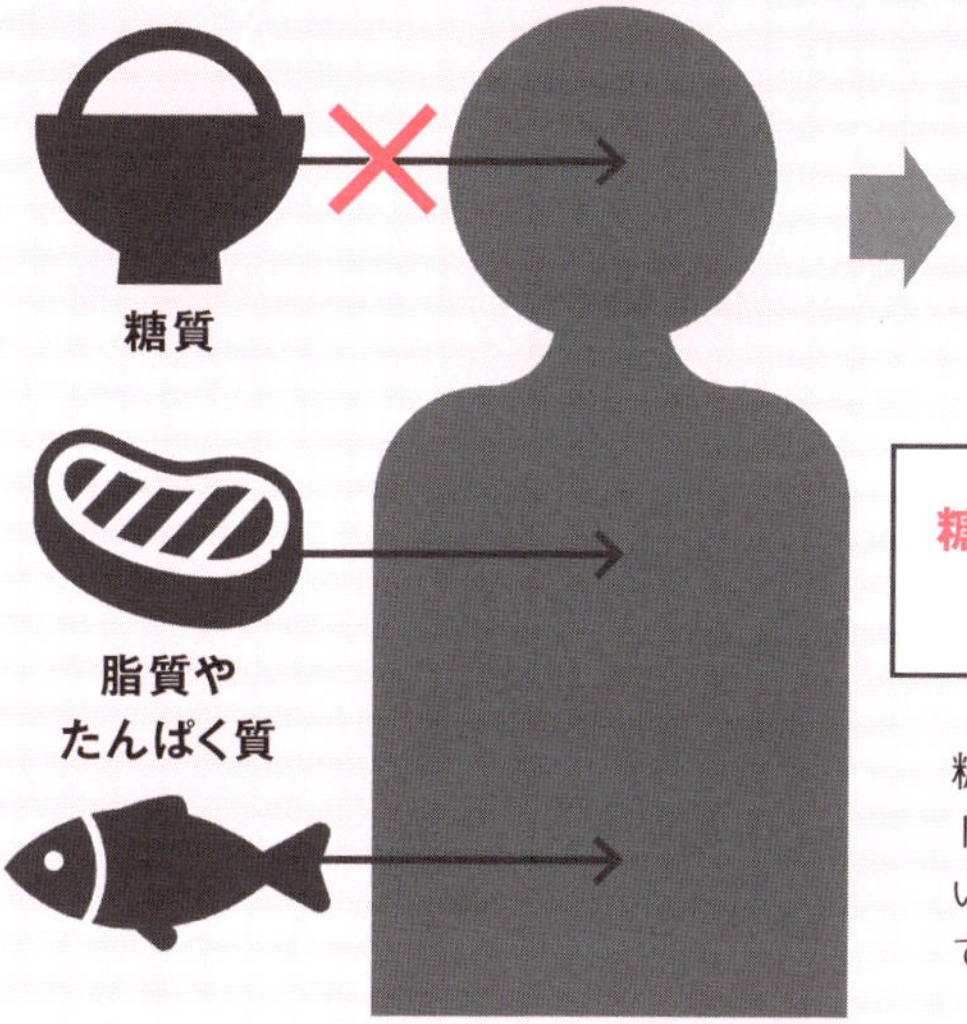

- 血糖コントロールが改善
- 血中の中性脂肪が低下
- コレステロール値が改善
- 脂肪の燃焼効率がアップ

糖尿病の人や高BMIの人には有意な効果がある

糖質を避ける低炭水化物ダイエットが効果的なのは確か。BMIが高い人などは炭水化物を多少制限して内臓脂肪を落としたほうがいい。

低炭水化物な生活を続けると……

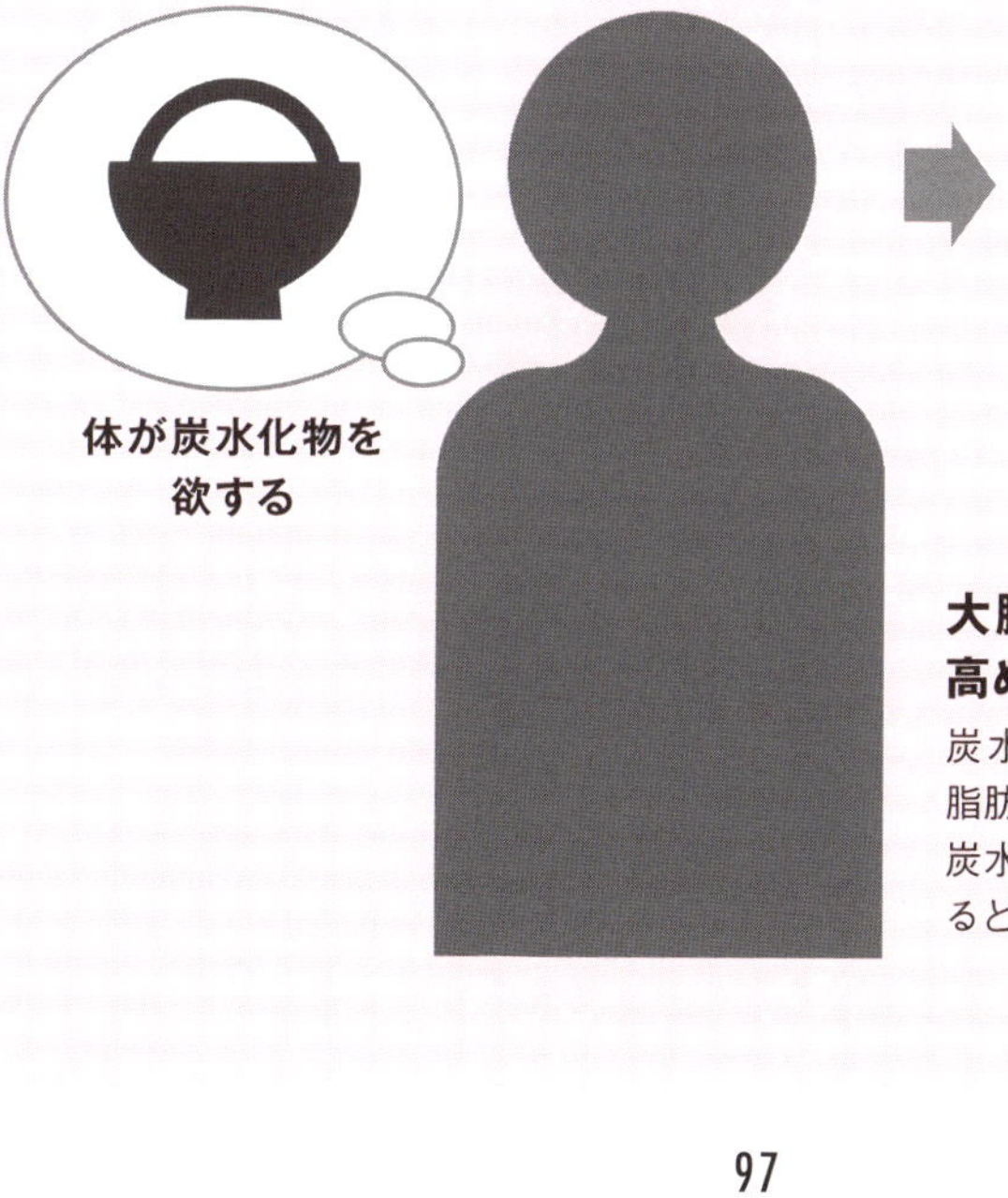

糖質を脂肪として溜め込みやすくなる

かえって太りやすくなる場合も

大腸がんのリスクを高めることも判明

炭水化物を制限し過ぎると逆に脂肪を溜め込みやすくなる。また、炭水化物の代わりに肉類を多く摂ると大腸がんのリスクが高まる。

3章チェックポイント

ただ食べるのではなく
体脂肪を減らす食べ方をする

P.60〜61

大事なのは「食べる順番」よりも
「何を食べるか」である

P.62〜63

食材選び、料理のしかたで
脂肪をコントロールする

P.74〜77

お酒好き、飲み会好きでも
ダイエットはできる

P.80〜85

ダイエットの最強食材
高野豆腐を上手に食べる

P.90〜93

食材の選び方、調理のしかたなどをひと工夫することで脂肪の摂取量を減らし、体に脂肪がつきにくくすることができます。食事は毎日するもの。１食ごとのちょっとした積み重ねがダイエットを着実に成功へと導いてくれるはずです。

第4章

脂肪を落とすためのテクニック

30分のお散歩でもGOOD！ 運動習慣で体脂肪が燃える

◎運動で健康的にダイエット

体についてしまった脂肪を落とすには、食事制限だけではなく、体脂肪を燃焼させるための運動を行うことも必要です。

ひとくちに運動と言っても、内容や強度は人それぞれ。その人の運動習慣や体力、どれだけ運動する時間を確保できるかによっても変わってきます。しかし、大事なことは内容よりもまずは「体を動かす」こと。**定期的に体を動かす習慣を身につけることで、体にとってさまざまないいことがあるのです。**

たとえ30分のお散歩でもそれを続けることで、左ページにあるようなさまざまな変化が体に起こり始めます。なかでも注目したいのが、運動習慣によって「太りにくい体になる」ということです。これは摂取した栄養素をせっせと脂肪に変えていく酵素が運動によってその働きを弱めるため。**運動を定期的に続けることにより、脂肪の合成はさらに鈍くなって、体は太りにくい状態へと変化していきます。**また、運動を続けることで筋肉がつけば、基礎代謝もアップします。体が1日に必要とする総カロリーが増え、食事などで摂取したエネルギーをより無駄なく使えるようになるのです。

効果を実感できるようになるには少し時間がかかりますが、続けていれば必ず体脂肪は落ちていきます。継続は力なりです。

継続的な運動でダイエットを成功に!

①体脂肪を効率的に燃焼

運動することで体に溜まった体脂肪をエネルギーに変え、効率的に消費することができる。定期的に運動すれば基礎代謝も向上し、食べても脂肪がつきにくい体に。

②インスリンの働きを改善

運動不足でインスリンの働きが低下すると血糖値が上昇。するとインスリンの分泌量が増え、脂肪の分解を抑制する。定期的な運動習慣がこの状態を改善するのだ。

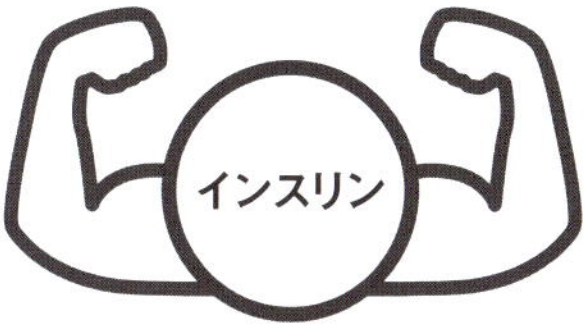

③筋肉をつけ、代謝アップ

運動で筋肉をつけることで基礎代謝が向上し、普段の生活でもエネルギーを消費しやすく、脂肪がつきにくい体になる。無理な食事制限も必要ない。

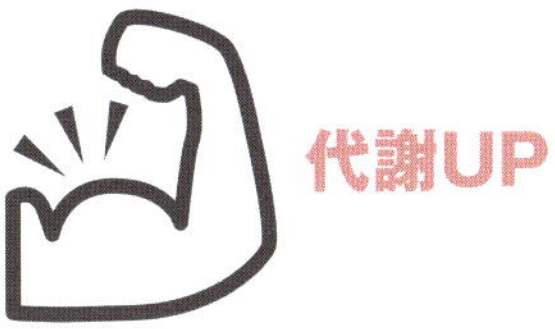

④太りにくい体を作る

定期的に体を動かすことで、脂肪の合成を促進する酵素の働きが低下。脂肪が溜まりにくい状態となり、すでに溜まった脂肪も徐々に減らしていくことができる。

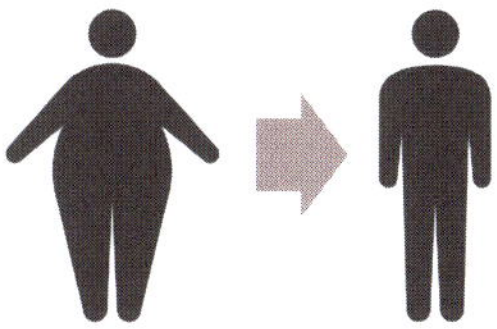

毎日やっている動作を“運動”にする方法

◎「ついで運動」「ながら運動」のススメ

社会人になると、学生時代のように定期的に運動する機会が少なくなるため、多くの人が慢性的な運動不足になりがちです。そんな状態が長く続けば、体力も筋力も落ち、代わりに体脂肪ばかり増えてしまうのは当たり前。思い立って運動を始めてみてもすぐに疲れてしまったり、筋肉痛になったりで、長続きしないのもしかたありません。でも、そこであきらめてしまうのはもったいないことです。本格的な運動を始める前に、**日常の行動、動作の中に少し余計に体を動かす要素を取り入れ、基礎的な体力、筋力をつけることからやってみましょう。**

実際やることはとっても簡単です。たとえば毎日の通勤や仕事中の移動は、短い距離なら乗り物には乗らずできるだけ歩く。エレベータやエスカレーターは使わずに階段にするのもいい運動になります。また、ネット通販で済む買い物も週末や帰宅途中に自分で買いに行けば、それだけ多く歩くことができます。このように、**いつもよりも余計に体を動かすだけでも、運動不足の体には十分な刺激になる**のです。

もっと身近なところでは、歯磨きや料理をしながらのつま先立ち運動、テレビを見ながらストレッチなども効果的です。大事なのは「運動するぞ!」と意気込まないこと。移動のついで、家事をしながらで構わないのです。

ちょっと意識を変えれば立派な運動に

近距離の移動は乗り物から徒歩に

歩いても30分かからない程度の距離なら、なるべく乗り物を使わずに歩くようにするといい。長距離の移動を電車やバスの代わりに自転車にするのもアリだ。

無理のない範囲で階段を使う

つい頼ってしまいがちなエレベーターやエスカレーターをやめ、階段を使うのもいい運動になる。ただし、ヒザなどに痛みを感じたら無理は厳禁だ。

こんなシーンに「ながら運動」を!

歯磨き中につま先立ち運動、テレビを見ながらのストレッチやダンベル運動、お掃除をしながら二の腕エクササイズなど、日常のさまざまなシーンにちょっとした運動を取り入れることができる。

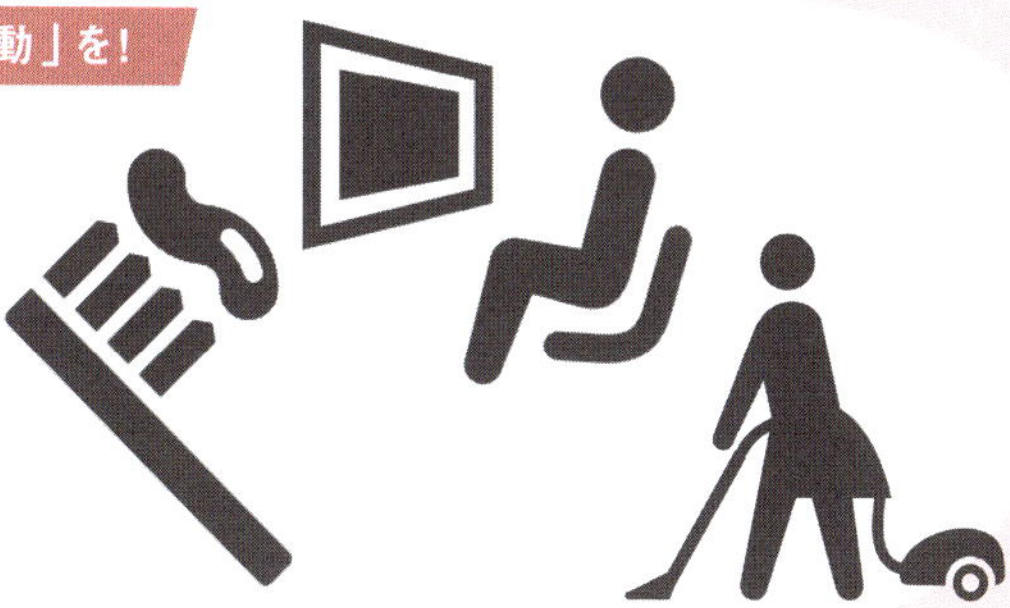

脂肪をどんどん燃やす！ 筋肉を鍛えて基礎代謝をアップ

◎筋肉がない人ほど太りやすい

20ページでも紹介した基礎代謝。人間が安静な状態でその生命活動を続けていくために必要となる最低限度のエネルギーのことです。30〜40歳代の男性は平均１５００キロカロリー、女性は約１１００キロカロリーと言われ、これは同年代の人が1日に消費する平均的なエネルギー量の60〜70%にも相当します。運動中ではなく、安静にしている状態でこれほどのエネルギーを使っているのは驚きです。

基礎代謝は「若さの目安」とも言われます。若い人ほど基礎代謝が高く、ただ寝ているだけでもどんどんエネルギーを消費しますが、加齢とともに代謝が低下するため、若い頃と同じような食生活を続けていれば、体脂肪が増えていくのは当たり前なのです。では、中年を過ぎたら粗食にしなければならないのかと言うと、そうではありません。基礎代謝は筋肉を鍛えることで高めることができるのです。

私たちの体は筋肉の収縮によって体を動かし、姿勢を支えています。この**筋肉自体が太く大きく育てば、それだけ多くのエネルギーが必要となって代謝もアップする**というわけです。逆に言えば、筋肉量が少ない人ほど基礎代謝が低く太りやすい、ということ。ダイエットをより効果的に行うためにも、年齢相応の筋力をしっかりつけて基礎代謝をアップしましょう。

基礎代謝は人が生きるためのエネルギー

基礎代謝とは、人間がその生命活動を維持するために必要な最低限のエネルギーのこと。1日に消費するエネルギーの60～70%を占めると言われていて、睡眠中やただ横になっている状態でも姿勢を維持し、内臓を動かしてエネルギーを消費していく。基礎代謝量は以下の計算式で求めることができる。

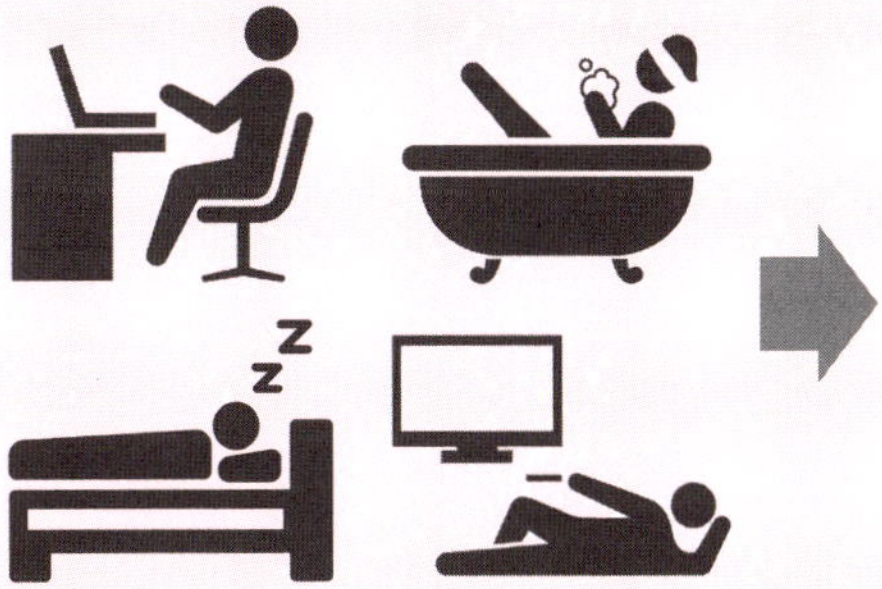

何をしているときでも
（とくに何もしていなくても）
つねに消費するエネルギー
||
それが
基礎代謝

基礎代謝量の求め方

男性

66.47＋［13.75×体重(kg)］＋［5.0×身長(cm)］－［6.75×年齢］＝基礎代謝量

女性

655.1＋［9.56×体重(kg)］＋［1.85×身長(cm)］－［4.68×年齢］＝基礎代謝量

例）30歳男性　身長175cm、体重70kgの場合、計算式は
66.47＋（13.75×70）＋（5.0×175）－（6.75×30）＝1701.47kcalとなる。

食事制限だけのダイエットが成功しない理由

食事を制限するダイエットでは、基礎代謝とともに食事誘導性代謝も低下してしまいがち。並行して運動し、筋肉を鍛えることで代謝を高め、エネルギー消費効率を上げ、ダイエットをより効率的に行うことができる。

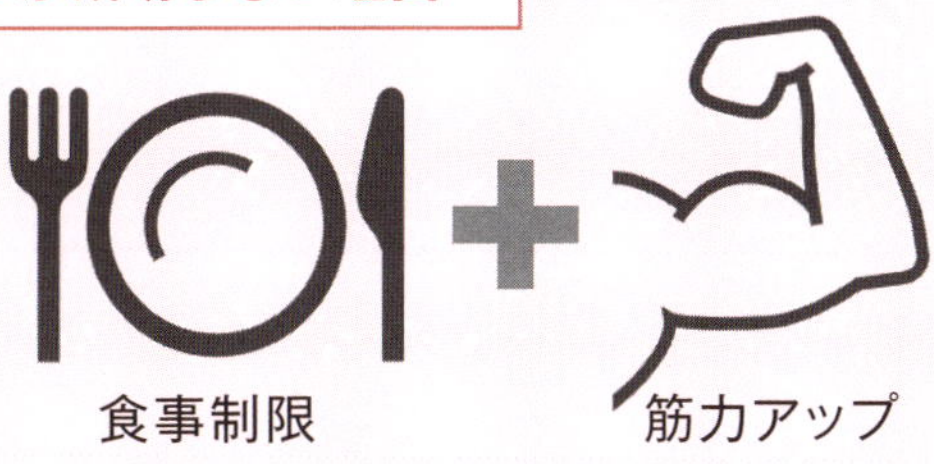

→ダイエットをより効果的に

息がはずむ程度の運動で さらに体脂肪を落とす！

◎毎日30分のお散歩を目標に

日常的な動作の中に少し運動っぽい動きを加えて体力をつけよう、という話はすでに１０２ページでご紹介しました。これを1ヵ月ほど続けることができたら、そろそろ次のステップへ進んでもいい頃合いです。

新たなステップでは、それまでしてきた「ついで運動」「ながら運動」とは別に、**運動のための時間を確保して、ごく軽い内容の運動をプラス**してみましょう。運動の内容や強さ、どの程度の頻度でやるかは、自身の体力、体調と相談しながらで大丈夫。1日の運動量がトータルで1時間を超えているようなら、その日は無理をする必要はありません。反対に30分にも満たない場合は、お散歩や全身のストレッチで軽く体を動かしておきましょう。**目安の時間は30分。軽く息がはずんで、汗ばむくらいの運動強度が理想的です。**早起きが得意という人はラジオ体操もオススメ。適度な運動量で全身をくまなく動かす、いわゆる動的ストレッチで寝起きで固まった筋肉をほぐしてくれます。

最初のうちは週1～2日でも構いません。運動に体が慣れてきたら徐々にペースアップし、最終的には1日30分、週5日を習慣化できるように頑張りましょう。そうなる頃には体脂肪も徐々に減り、体力がついたと実感できるようになっているはずです。

まずは自分の運動量を知ろう

普段まったく運動できてないという人は……

まずは体を動かす習慣を身につけること。30分ほどの散歩や入浴前の全身ストレッチ、朝に強い人はラジオ体操もオススメだ。

30分程度の散歩　全身のストレッチ運動　ラジオ体操

運動習慣による3つのいいこと

1日30分、週5日の運動習慣を身につけることで、体脂肪が減少するだけでなく、体力アップやストレス解消も同時にできる。軽く汗をかく程度の運動で十分。習慣づけることが大切だ。

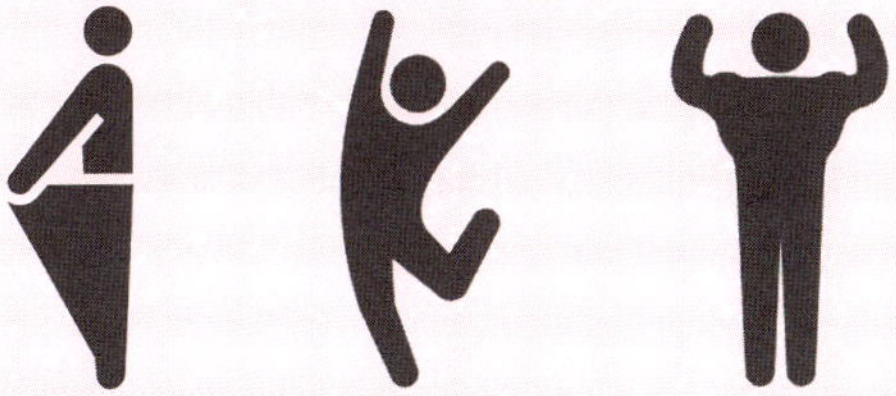

体脂肪の減少　ストレス解消　体力の増強

たった5分だけでも大丈夫 運動は合計時間が大切！

◎大事なのはトータルの運動量

平日は仕事や家事が忙しくて、なかなかまとまった時間が作れない、という方も多いと思います。では、そのわずかな時間で細切れに運動をしてダイエット効果はあるのでしょうか？

有酸素運動によって体脂肪が分解、消費されるのは、一般的には運動開始から15～20分後と言われています。**これは運動によって一気に消費エネルギー量が増えると、よりエネルギー効率のいいグリコーゲンが優先的に使われる**ため。脂肪が本格的に消費されるのはグリコーゲンが底をつく15～20分後というわけです。そうなると5～10分程度の短時間の運動では、脂肪を減らす効果は期待できないように思えますが、そんなことはありません。

運動中はエネルギー源としてグリコーゲンが優先的に使われますが、あくまでも「優先的」であって、脂肪がまったく使われないわけではないのです。グリコーゲンと同時に脂肪も消費されていて、その割合はグリコーゲンの残りが少なくなるに連れて逆転していきます。つまり、**1回の運動時間が短くても脂肪は着実に消費されているのです。また、有酸素運動は一度に長い時間やっても、数回に分けてやっても、トータルの運動時間と強度が同じなら消費カロリーもほぼ同じ。**たとえ細切れでも最後のモノを言うのは合計時間、というわけです。

運動中はグリコーゲンが優先

安静時（必要エネルギー少）

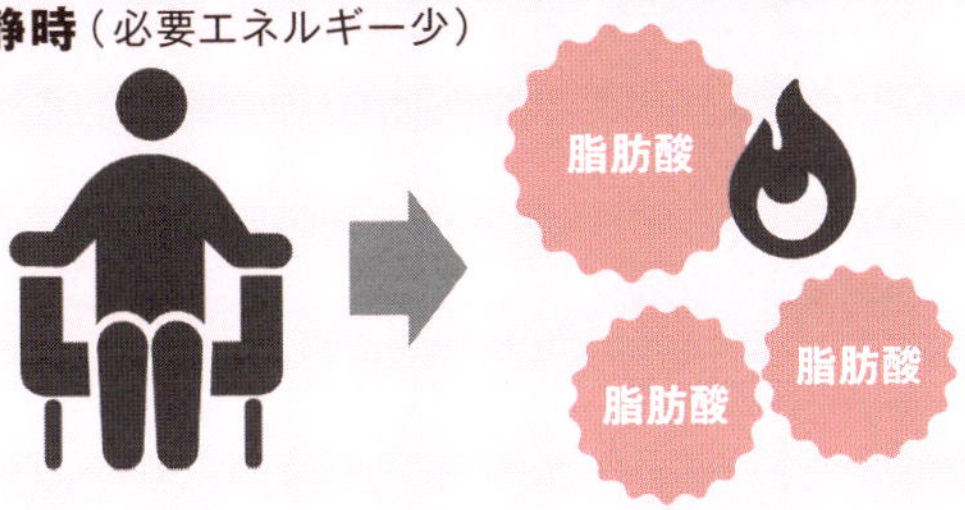

安静時は中性脂肪を分解してできる脂肪酸が代謝活動の主なエネルギー源として消費される。

運動中（必要エネルギー多）

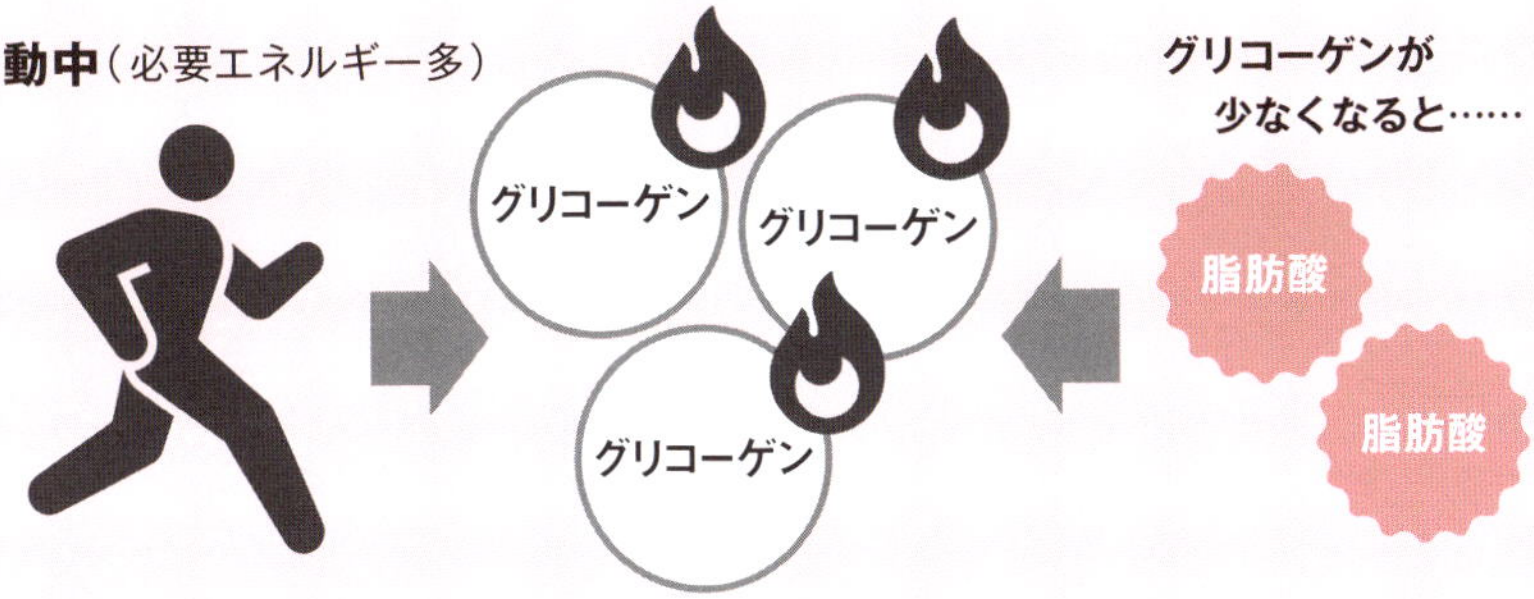

急激にエネルギー量が増加する運動時には、よりエネルギー効率のよいグリコーゲンが優先される。グリコーゲンが少なくなると代わって脂肪酸が消費されるようになる。

脂肪燃焼は運動開始から20分後？

運動中はグリコーゲンの消費が優先されることから、「脂肪が燃えるのは運動開始20分後から」という話をよく聞くが、これはあくまでも目安。また、グリコーゲンの消費が「優先」されるだけで、その間は脂肪をまったく消費しないわけではない。継続して運動しても、細切れに運動しても、運動の強度とトータルの時間が同じなら脂肪自体の消費量に大きな違いはないのだ。

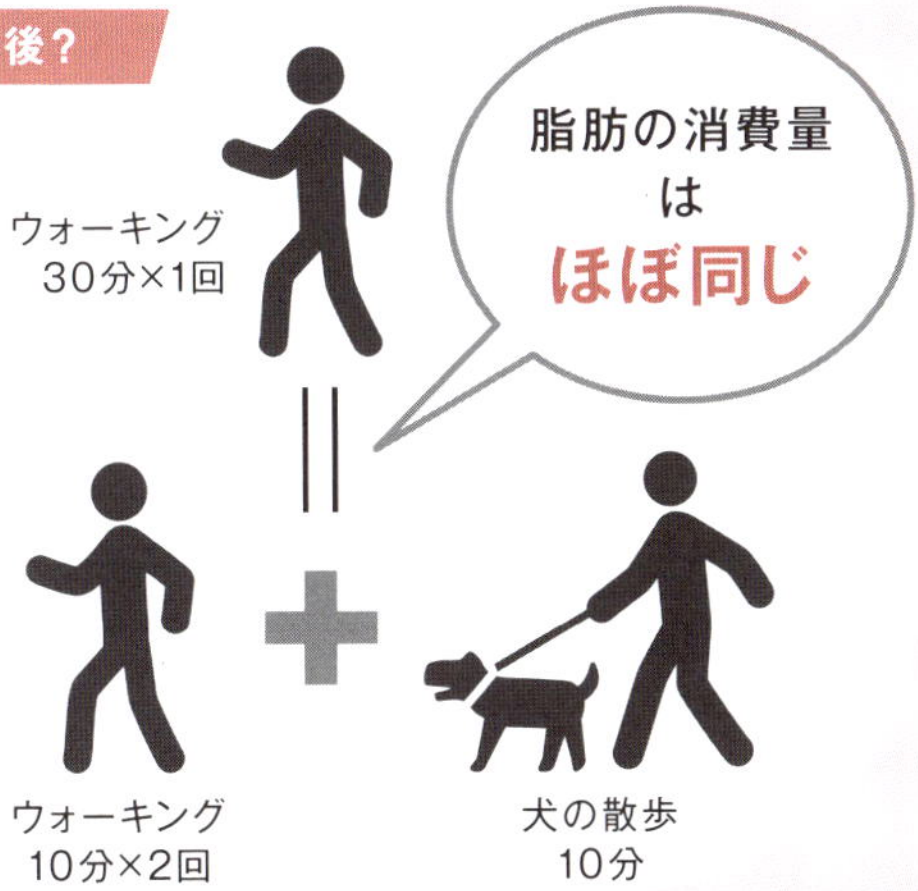

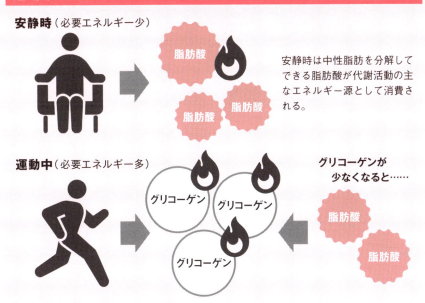

ウォーキングでもOK!
手軽にできる運動を選ぶ

◎手軽で続けやすいものを選ぶ

たとえ細切れでも有酸素運動を定期的に続けることで、体に溜まった脂肪を着実に減らすことができる、ということはわかりました。では、どんな運動を選べばいいのでしょうか?

初心者にも手軽にできて、人気も高い有酸素運動を左ページにまとめてみました。なかでも、**もっとも身近で思い立ったらすぐにでも始められるものと言ったらウォーキングです。** 運動に適した靴と服だけあればOK。特別なものは必要ありません。歩く速さや距離を自分のペースで調節できるのもいいところです。なんとなく歩くのではなく、手足を大きく振って「全身を使って歩く」ことを意識しながら歩くのがポイントです。

全身運動の水泳もオススメ。負荷が強い水中での全身運動で、短い時間でも効率よく運動ができます。**関節への負担が少ないのもメリット。水中ウォーキングならご年配、足腰の悪い方でも安心です。ただし、泳ぎが得意な人は消費カロリーが少なくなりがちです。**

運動をするうえでいちばん大切なことは、楽しく続けられることです。遠くて通うのが面倒だとか肉体的、精神的に苦痛を伴うようではとても続けられません。飽きっぽい人は家族や友だちを誘ってみましょう。話題を共有する仲間が増えれば、もっと楽しみも広がります。

主な有酸素運動とその効果

ウォーキング

ウォーキングの利点は思い立ったその日からすぐ始められること。特別な道具や環境も不要で、手軽に全身運動ができます。家族や友だちと楽しみながらやるのが長く続けるコツ。

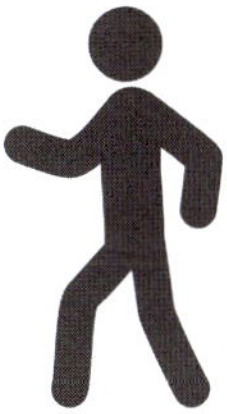

手軽さ	◎
環境・設備	◎
続けやすさ	○
運動量	△
評価	◎

サイクリング

手軽でしかも爽快感も味わえる有酸素運動がサイクリングです。サイクリングコースなど広くて平坦な道が近くにある方はとくにオススメ。ただし運動自体は下半身に偏りがちです。

手軽さ	○
環境・設備	△
続けやすさ	○
運動量	△
評価	○

水泳

設備面や手軽さに難はありますが、足腰への負担が少なく効率よく全身運動ができます。水泳があまり得意でない方、高齢の方は水の負荷と浮力を利用した水中ウォーキングがオススメ。

手軽さ	△
環境・設備	△
続けやすさ	△
運動量	◎
評価	○

ダンス

楽しみながら運動できるのがダンスの最大のメリット。ダンスサークルなどに参加すれば、友だちもできて飽きずに続けられるはずです。ダンスの種類によって運動量が異なります。

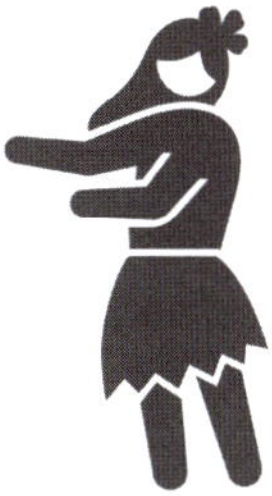

手軽さ	△
環境・設備	△
続けやすさ	○
運動量	○
評価	○

苦しい運動はかえって逆効果
マイペースで続けるほうが効果絶大

◎運動にしかたにも「正解」がある

運動をしている最中や運動後に、体の調子が悪いと感じたり、関節などに痛みが出たりしたことはありませんか？　そういう経験がある人は運動のしかた、または運動に対する考え方自体が間違っている可能性があります。

本書でオススメしている運動は、あくまでも余分な体脂肪を健康的に減らすためのもの。ハードなトレーニングで体を鍛え、アスリートを目指そう、というわけではないのです。**自分の体力や筋力、その日の体調に合わせて、翌日に疲れを残さない程度に体を動かせば、それで十分なのです。**ノルマを課せられているわけではなく、自分の健康のためにやっている運動ですから、途中で体の不調を感じたり、どこか痛くなったりしたら、すぐにその場でストップ。「今日はまだ始めたばかりだから」と、無理をする必要はまったくありません。また、**運動前には準備体操を、運動後は整理体操やマッサージをしっかりやることで、筋肉や関節のトラブルを防ぎ、すばやい疲労回復にも役立ちます。**

どれくらいの運動をしたらいいのかわからないという方は、安静時の1分間の心拍数を計ってみてください。そこから左記の計算方法で、ダイエットに適した運動時の目標心拍数がわかります。これを目安に運動の強度を調節してみるといいでしょう。

正しい運動ってなんだ?

運動前後の体操をしっかり

運動を始める前は必ず準備体操を。いきなり体を動かすのは心臓や関節への負担が大きくケガの元。運動後も急に止まらず、ゆっくり歩くなど動きながら息を整えていこう。

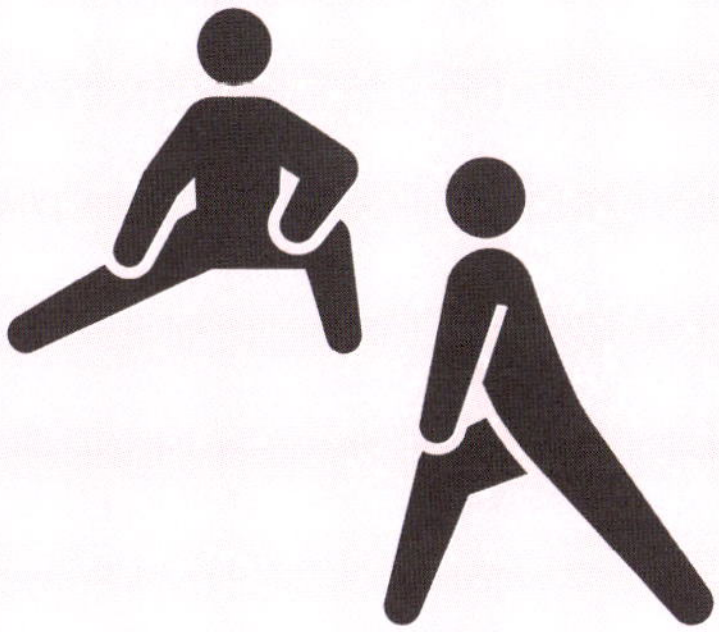

調子が悪いときはすぐに中止

運動中に体の異変や痛みを感じたときは、すぐに運動を中止すること。健康を維持するための運動で体を壊しては元も子もない。少し休んでも状態が変わらないときは迷わず病院へ！

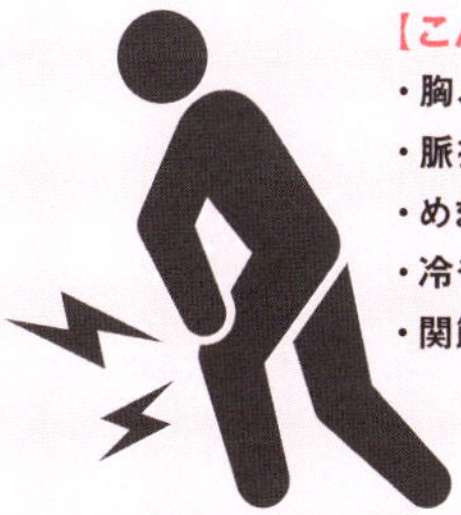

【こんな症状に要注意】

・胸、呼吸が苦しい
・脈拍が異常に速い
・めまい、吐き気がする
・冷や汗が出る
・関節が痛む

のどが渇いたら水分補給

運動中のどが渇いたと感じたら、それは脱水症状を起こしかけているサイン。すぐ水分を補給しよう。とくに気温が高い時期は我慢をすると熱中症を発症することも。運動時にはペットボトルを1本携帯しておくのがオススメだ。

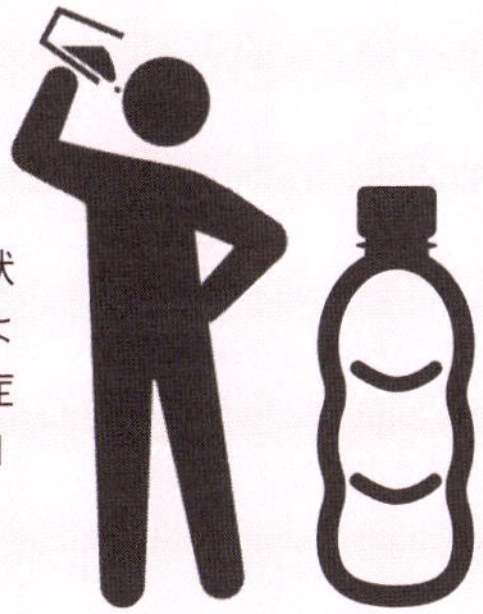

心拍数で適切な運動強度がわかる

体脂肪を減らす目的の運動強度は、以下の計算式で求めることができる。この目標心拍数を超えない程度の運動の強さに調整してみるといい。スマートウォッチなど運動中の心拍数を測れる機器も併用するとより効果的だ。

(220ー年齢ー安静時心拍数)×60%＋安静時心拍数
＝目標心拍数

いつでもどこでもできる超簡単筋トレで痩せる体をつくる!

◎1回たった10秒のお手軽筋トレ

ウォーキングやダンスといった有酸素運動が体脂肪の燃焼に効果があるということはすでにご紹介しました。では、筋肉トレーニングのような無酸素運動はどうなのでしょう? 結論から言うと、**筋肉トレーニングで全身の筋肉量が増えると基礎代謝がアップするため、体脂肪を減らすには大いに効果があります。**家の中でもできるのでオススメの運動法です。

筋肉トレーニングには、皆さんご存じの腕立て伏せや腹筋といった2方向の往復運動を繰り返す「アイソトニック」と、姿勢を変えずに押したり、引っ張ったりする1方向の運動「アイソメトリック」があります。後者の**「アイソメトリック」は1回10~60秒程度の短時間でも効果があり、**広いスペースや特別な道具も必要ありません。筋肉痛や関節痛になりにくいのも特徴で、テレビを見ながら、お風呂に入りながらでも手軽にできるトレーニングです。

左ページでは、体の部位ごとに基本的なアイソメトリックのやり方を紹介しています。この運動で大切なのは「全力で行う」こと。たとえば手の平を合わせて押し合う運動は、目標時間の10秒間、全力で左右の腕を押し合います。腕の筋肉がプルプルと震えるくらいに力を出し切ることが重要。瞬間的に最大筋力を発揮することで鍛えるトレーニングなのです。

正しい運動を簡単にできるアイソメトリックてなんだ？

【腕・背中】腕を左右に引く運動

胸の前で両手の指先を互いに引っ掛けるようにして掴み、左右に引っ張る。上腕の引き締めに効果がある。

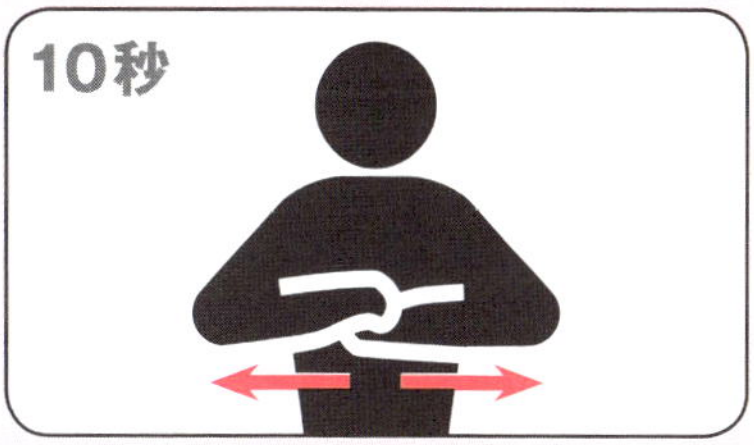

【背中】タオルを引っ張る運動

タオルの真ん中を両足で踏み、その両端を手で持って引き上げる。背筋と腰を鍛えるための運動だ。

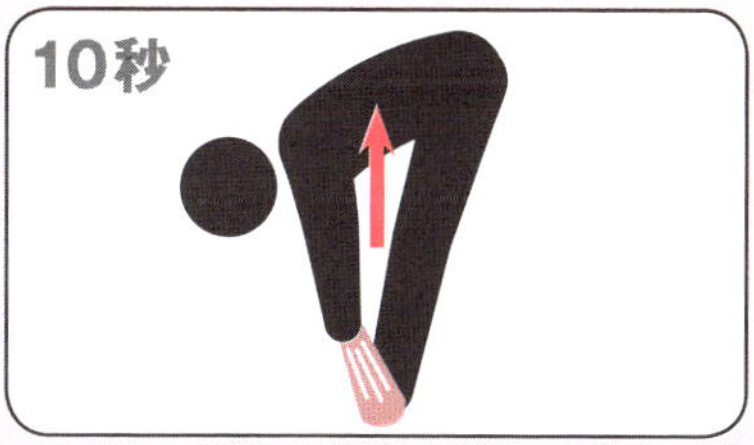

【胸】手の平で押し合う運動

胸の前で手の平を合わせる合掌のポーズで強く押し合う。胸全体の筋肉を鍛える運動だ。

【下腹部】腹筋を伸ばす運動

背もたれのないイスに座り、ゆっくり上体を反らす。下腹部の筋肉に力が入っているのを意識しよう。

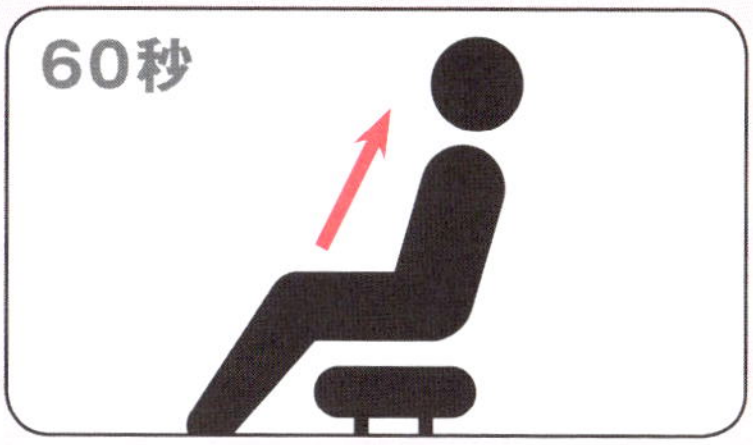

【脚】足の裏で押し合う運動

床に座り、両足の裏を合わせて押し合う。主に太ももとふくらはぎの筋力を強化することができる。

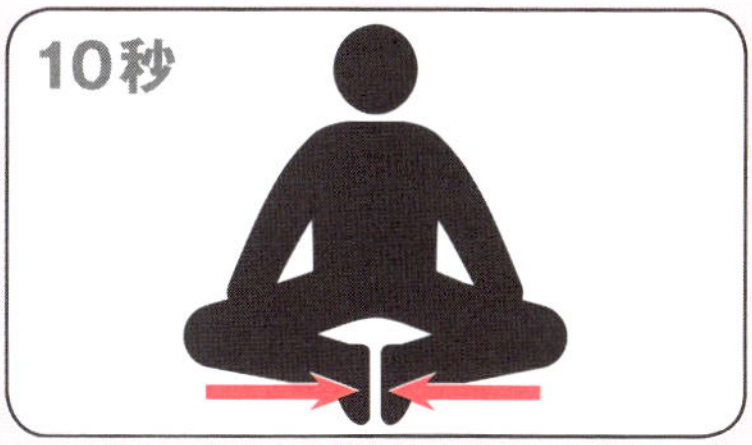

【尻】足の裏で壁を押す運動

壁を背にして立ち、片足で壁をまっすぐ押す。お尻に力が入っていることを意識しながらやること。

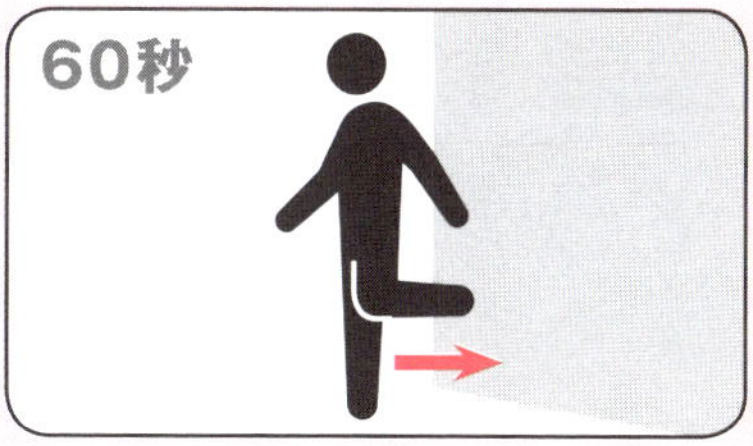

こまめな水分補給で**パフォーマンスを最大に**

◎水分補給で運動効率をアップ

真夏の暑い時期は、ただ立っているだけでも汗が流れてきます。女性はとくに化粧崩れや臭いを気にする方も多く、「汗なんて出なければいいのに」という人も少なくないとか。そんな**厄介者の汗ですが、じつは体温を調節するというとても大切な役割を担っているのです。**

人間の体は運動や高温などで体温が上がると、体内の水分が汗となって体の外へ熱を放出します。また、体の表面に出た汗は蒸発する際の気化熱でも体温を下げ、熱中症などのリスクから体を守っているのです。

汗は元々、血液中の水分からミネラルなどを取り除いたものからできています。**大量に汗をかけば、それだけ血液の濃度が高くなるため、酸素や老廃物の運搬がうまくいかなくなり、めまいや吐き気、意識障害を起こす原因にもなる**のです。そうならないためにも水分補給は絶対に必要。とくに運動時は、本人が自覚している以上に大量の汗が出続けているため、「喉が渇いたな」と感じた時点で、すでに脱水症状を起こし始めている可能性が高いのです。**運動中は10分に1回、たとえ一口でもいいのでこまめに水分を摂るようにしましょう。**また、運動を始める30分前までにしっかり水分を摂っておくことで脱水症状を予防し、運動の効率をより高めることも可能です。

発汗が体の機能をコントロール

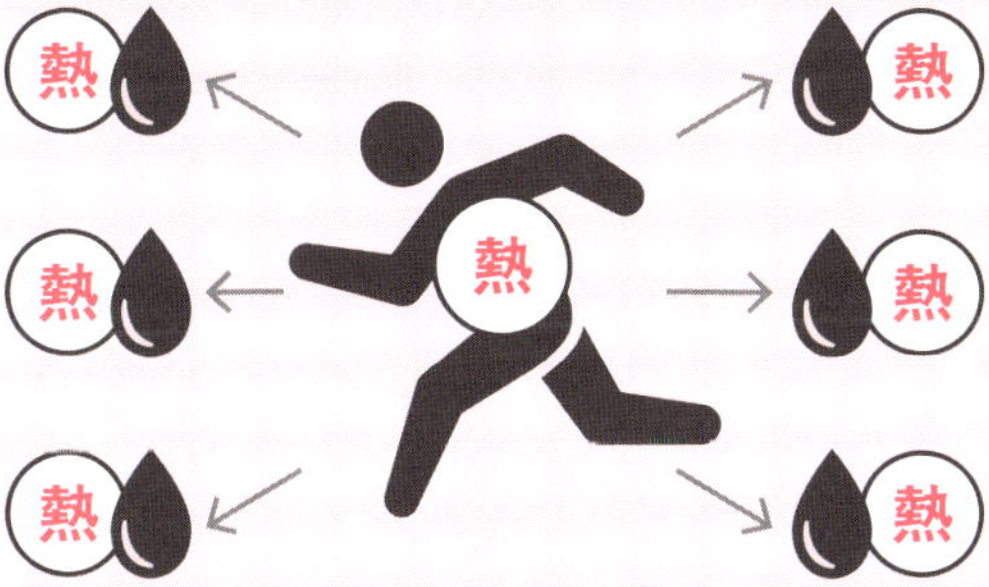

水分量が足りなくなると……

- 運動能力が徐々に低下
- 血液の循環が悪くなり、酸素や老廃物を運ぶ力が低下
- 汗が止まり体温調節できなくなる
- 重度になると吐き気、めまい、意識障害が起こることも

運動で体内に溜まった熱を汗が放出、さらに汗が蒸発する気化熱で体温を低下。当然、汗をかいた分、体内の水分量も低下する。

水分補給は運動前、運動中もこまめに

運動前　**30分~1時間前に水分補給しておこう**　**200~500ml**

運動前の水分補給は始める30分前までに。直前に飲むと胃が重くなり、腹痛の原因になることも。糖分の多いジュース類は血糖値が急激に下がることもあるためNG。

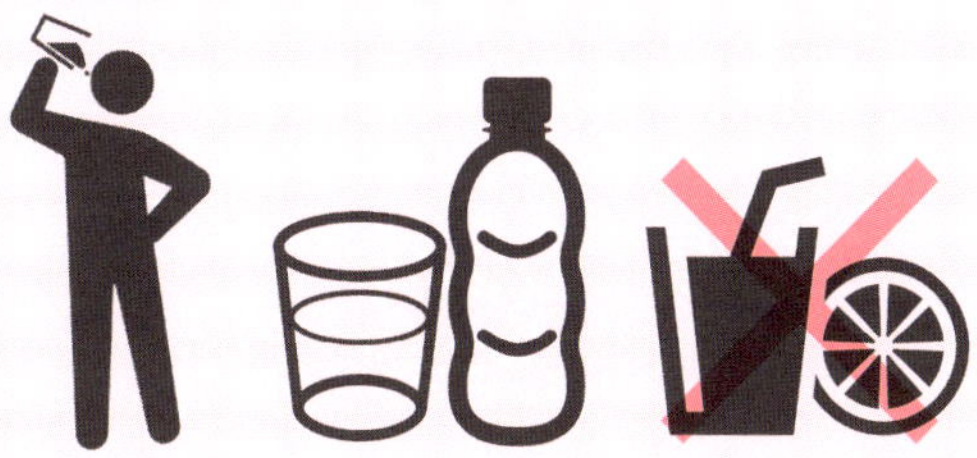

運動中　**喉の渇きを感じる前にこまめに補給**　**10分ごとに200ml**

10～15分に一度くらいのペースで水分補給をしよう。大事なのは喉の渇きを感じる前に飲むこと。補給の頻度や量は運動強度や体格に合わせて加減すること。

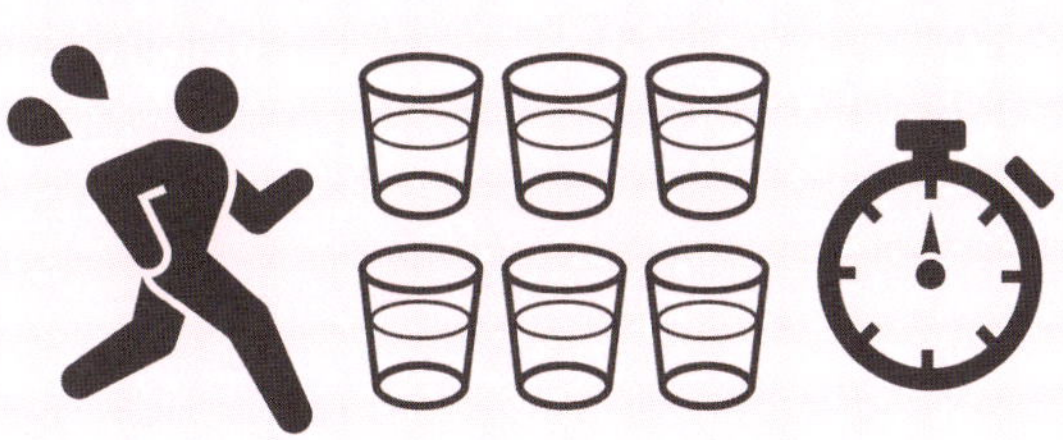

熱中症対策には スポーツドリンクが◎

熱中症リスクの高い夏場は、水やお茶より体内での吸収率が高く、水分といっしょに塩分や糖分も摂れるスポーツドリンクが最適。すばやく効率的に水分補給ができる。

中性脂肪を燃やす アミノ酸ドリンクの効果

◎飲むだけじゃ効果なし？

「体脂肪の燃焼を助ける」「ダイエットをサポート」などの謳い文句で、とくにダイエッターに人気のアミノ酸ドリンク。

　アミノ酸には、運動後の疲労回復と激しいトレーニングで傷んだ筋肉の修復を助ける働きがあることから、主にスポーツの世界で古くから活用されてきました。それが最近になって、アミノ酸を摂ることで脂肪の燃焼を促す酵素リパーゼが活性化されることがわかりました。仕組みとしては左ページの図解のとおりで、**アミノ酸がリパーゼを活性化し、体内に溜まった中性脂肪を分解。その際にできた遊離脂肪酸が運動時にエネルギーとして消費される**、というわけです。言うまでもありませんが、ただ飲むだけではなく、飲んで運動をしなければ効果は期待できません。それどころか消費されなかった遊離脂肪酸は、最終的に肝臓へ送られて中性脂肪に戻るため、しっかり運動で使い切らないとまったくの無駄。アミノ酸ドリンクで余計に糖分を摂っただけになってしまうので要注意です。

　なお、一般的にコンビニなどで売られているアミノ酸の入った飲料は糖質がかなり高いものも多いので注意が必要です。アミノ酸は鶏の胸肉や豚のヒレ肉、大豆加工品などでも摂ることができます。こうした食材も上手に活用するといいでしょう。

アミノ酸で脂肪が燃えるメカニズム

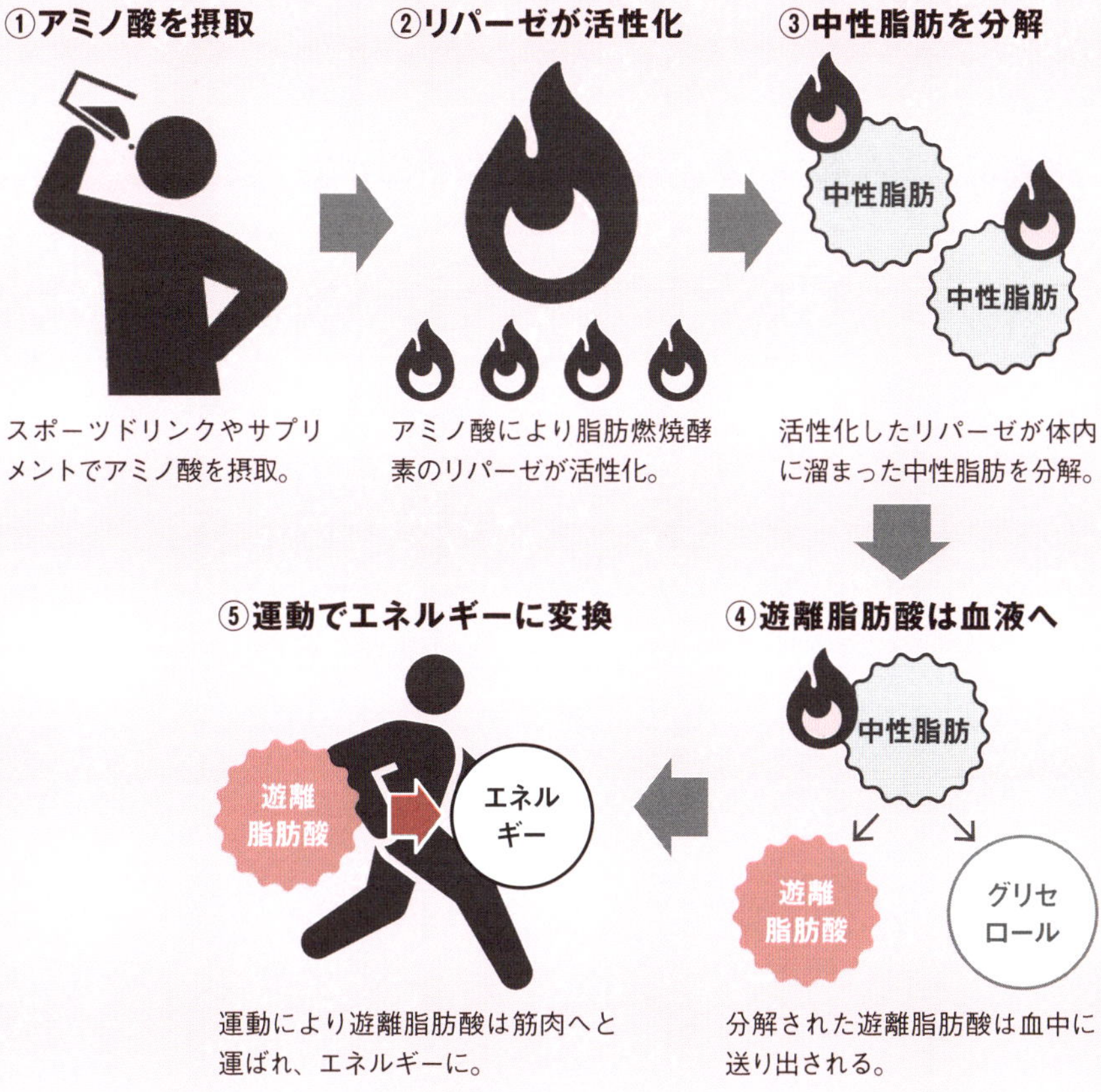
①アミノ酸を摂取
スポーツドリンクやサプリメントでアミノ酸を摂取。
②リパーゼが活性化
アミノ酸により脂肪燃焼酵素のリパーゼが活性化。
③中性脂肪を分解
中性脂肪
中性脂肪
活性化したリパーゼが体内に溜まった中性脂肪を分解。
④遊離脂肪酸は血液へ
中性脂肪
遊離脂肪酸
グリセロール
分解された遊離脂肪酸は血中に送り出される。
⑤運動でエネルギーに変換
遊離脂肪酸
エネルギー
運動により遊離脂肪酸は筋肉へと運ばれ、エネルギーに。

アミノ酸を摂るだけでは痩せない？

アミノ酸は中性脂肪を燃焼しやすい状態にするが、摂取しただけでは体脂肪は減らない。それどころか運動で遊離脂肪酸を消費しないと、元の中性脂肪に戻ってしまうので注意が必要だ。

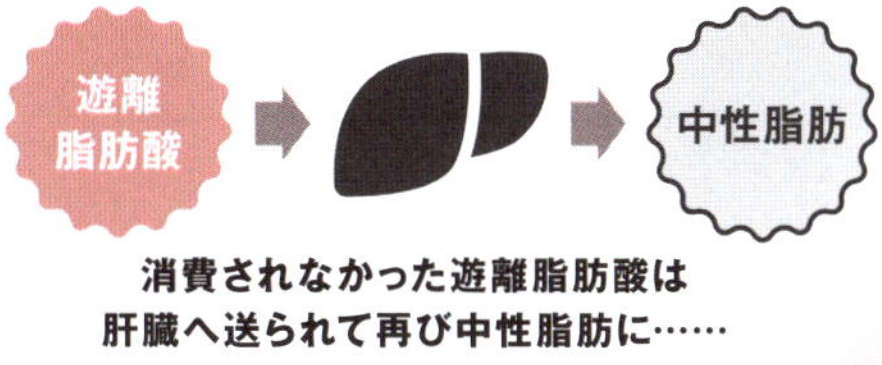
遊離脂肪酸
中性脂肪

消費されなかった遊離脂肪酸は肝臓へ送られて再び中性脂肪に……

「汗をかく」＝「痩せる」はただの幻想

◎運動をして汗をかくことに意味がある

運動をして汗を流すことと、お風呂やサウナに入って汗をかくことは、基本的にまったく別次元の話です。発汗という生理現象だけを見ればたしかに同じことなのですが、ダイエットの観点から見れば、**お風呂やサウナでたっぷり汗をかき、仮に体重が減ったとしても、それは体内の水分量が一時的に減っただけ。運動のように体脂肪が減ることはないのです。**

そもそも人間は、とくに運動などしなくても１日に５００ｃｃ程度の汗をかきます。余計に汗を出せば、その分だけ尿の量や回数が減るだけで、総体的にはさほど変わりはないのです。

汗をかくことで体内の老廃物なども排出されるので、それ自体はいいことなのですが、１１６ページで紹介したとおり、体内の水分量が著しく低下すると脱水症状を起こすこともあるので危険です。汗をかいたらその分の水分補給はしっかりを行うようにしてください。

ちなみに**汗がやけにしょっぱい、触るとベタベタするという人は、汗を分泌する「汗腺」が正しく機能していない可能性があります。**こうした「悪い汗」をかく人こそ、入浴やサウナを利用するのがオススメ。定期的にドカッと汗をかく習慣をつけることで、徐々に汗腺の働きも改善していくはずです。「悪い汗」は体臭の原因にもなるのでしっかりケアしましょう。

汗をかく＝痩せるではない

汗をかくだけでは痩せない

お風呂やサウナなどの運動を伴わない発汗でも一時的に体重は減るが、体脂肪が減少したわけではないため、実際はまったく痩せていない。当然、水分補給すれば元通りに。

汗の量には個人差がある

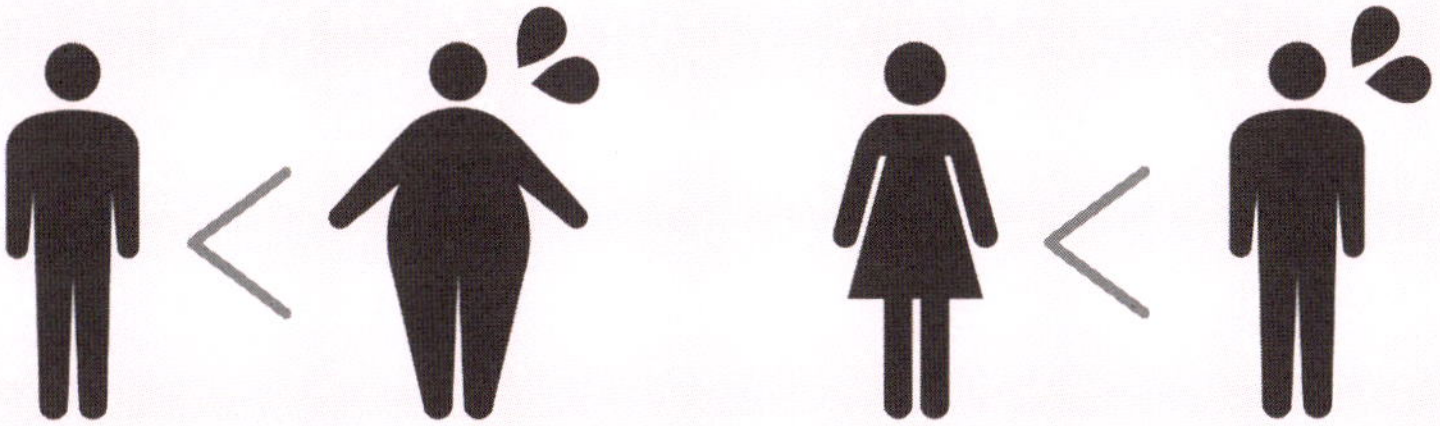

汗の量には個人差があり、基本的には汗を分泌する汗腺の数に比例すると言われている。また、標準体型の人よりも太った人の方が、女性よりも男性の方がより多く汗をかきやすいという研究結果もあるようだ。

汗には「良い汗」と「悪い汗」がある

汗がしょっぱくベタベタして、乾くと臭うという人は、「悪い汗」を疑うべきだ。本来、汗は99%が水分だが、汗腺がうまく働かずミネラルや塩分もいっしょに排出されている可能性がある。「悪い汗」は代謝機能が低下する原因にもなるので、運動や入浴などで定期的にたっぷり汗をかく習慣を作り、汗腺を鍛えるといい。

【悪い汗】		【良い汗】
ベタベタする	⇔	サラサラしている
臭う	⇔	臭わない
しょっぱい	⇔	味がしない
蒸発しにくい	⇔	蒸発しやすい

早寝早起きがダイエットに効く理由《わけ》

◎早寝早起きこそダイエットの秘訣

夜更かしをしていると、無性にラーメンが食べたくなったり、甘いものやスナック菓子がほしくなったりすることってありますよね？　夕食後5～6時間も経てば、食べたものはすっかり消化されて胃の中は空っぽになっているので、**夜中にお腹が空くのは当たり前。ですが、あと1～2時間のうちに寝るつもりなら、このタイミングで食べるのは厳禁です。**誘惑に負けて食べてしまうと、それはそっくりそのまま体脂肪に変わってしまうからです。

　では、どうするか？　答えは簡単、そもそも夜中にお腹が空く原因である夜更かしをやめればいいのです。たとえば夜8時に夕食を食べたら、0時頃にはベッドに入るようにすれば、空腹を感じる前に眠ることができます。また、**毎日8時間を目安にしっかり睡眠を取ることで、疲労回復やストレスの解消にもなり、それらを原因とした暴飲暴食も抑えられます。**

　ある実験によると、平均睡眠時間が少ない人は通常の人に比べ、食欲刺激ホルモンのグレリンの分泌量が多く、反対に食欲を抑えるレプチンが少ないことがわかりました。睡眠時間の短い人はそれだけ一日の活動時間が長いわけですから、体の反応としては至って正常。しかし、あとは寝るだけの状態で食べてしまえば、太りやすいのもまた当然のことなのです。

規則正しい生活が肥満を抑制

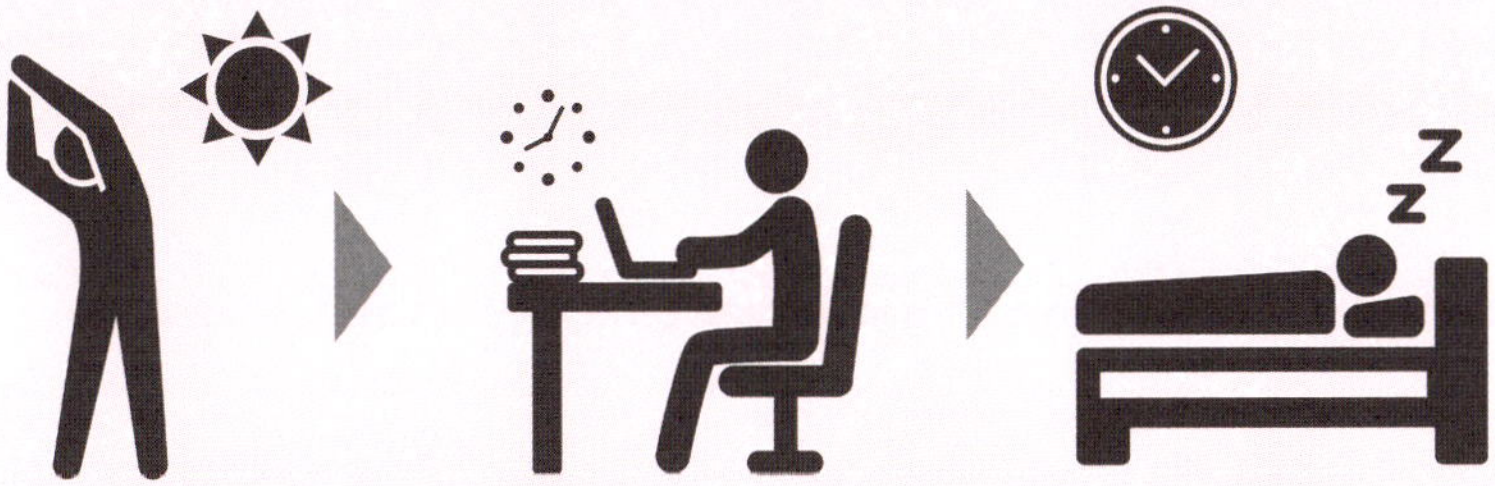

規則正しい生活リズムでしっかり睡眠が取れていると、副交感神経の働きで心身ともにリラックスした状態となり、疲れやストレス、睡眠不足などによる暴飲暴食を抑えられる。

就寝前の夜食、オヤツは厳禁!

夜更かしをしているとお腹が空くものだが、ここで油断して夜食を食べたり、晩酌したりすると、そっくりそのまま体脂肪に変わってしまう。寝る前の3時間は食事厳禁。ダイエットしたいなら無駄に夜更かしせず、お腹が空いたと感じる前にベッドに入る習慣をつけよう。

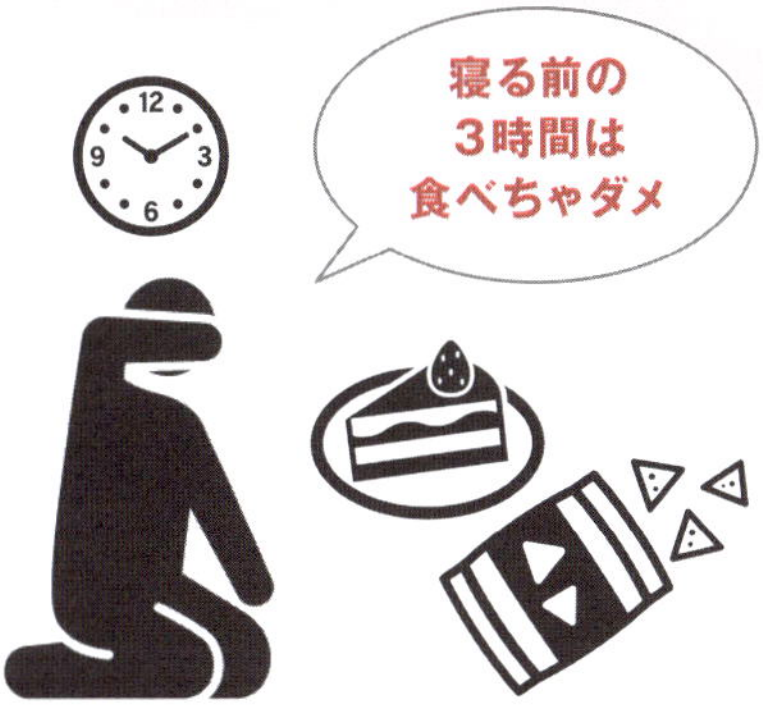

睡眠時間が短い人ほど太りやすい

睡眠時間と肥満の関係を調べたところ、平均睡眠時間5時間の人は8時間の人に比べ、食欲刺激ホルモンのグレチンが15%高く、食欲を抑えるレプチンが15%低いことが判明。睡眠時間が短い、つまり起きている時間が長いため、より多くのエネルギーを体が欲しているというわけだ。

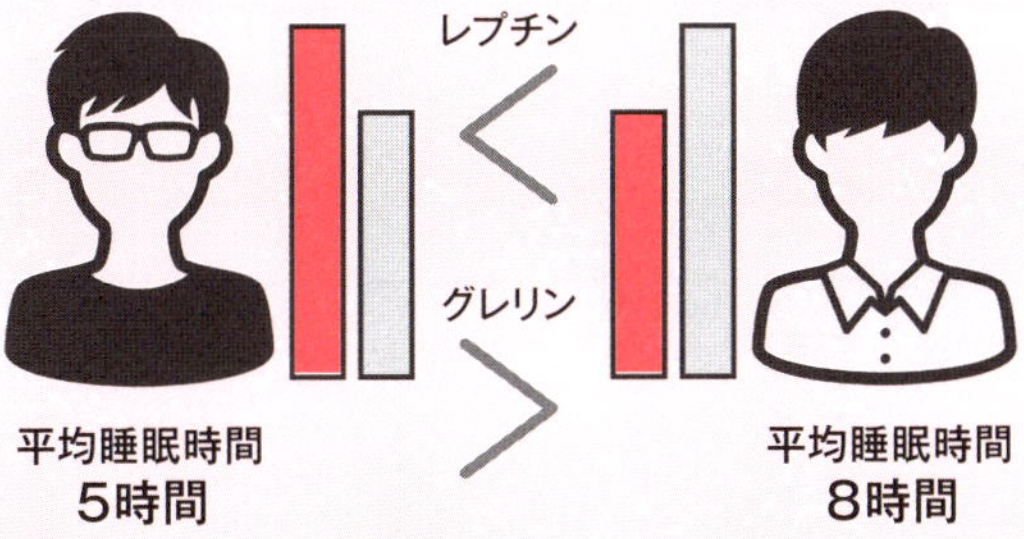

「タバコをやめると太る」説は半分ウソ、半分は本当

◎喫煙習慣はダイエットと相性最悪

タバコをやめた人の体験談として、よく耳にするのが「食事が以前よりおいしくなって太った」といった類の話です。喫煙習慣による味覚の変化については、個人差も含め諸説あるため、ここではあえて語りませんが、喫煙が体にもたらす影響についてはすでに多くのことが明らかにされており、ダイエットにおいてもまったくプラスにならないことがわかっています。

たとえば体脂肪に関してですが、**タバコを吸うことで中性脂肪が増加し、反対に男性ホルモンは減少します。**男性ホルモンには脂肪の蓄積を抑える働きがあるため、減少すると必然的に増えた中性脂肪が内臓脂肪となって体に溜まりやすくなるのです。また、**喫煙はインスリンの働きを助け、脂肪を燃焼させるアディポネクチンも大幅に減少させます。**日常的にタバコを吸っている人は、慢性的なアディポネクチン不足になる可能性も高く、注意が必要です。

このように喫煙習慣は、まさに百害あって一利なし。できることなら一日も早くやめたほうが健康のためでしょう。しかし、その一方で禁煙が重大なストレスになり、捌け口として暴飲暴食に走ってしまう人が多いのも事実。「タバコをやめると太る」説を支持するわけではないですが、まるっきりデタラメだと切り捨てることもできなさそうです。

喫煙習慣は百害あって一利なし！

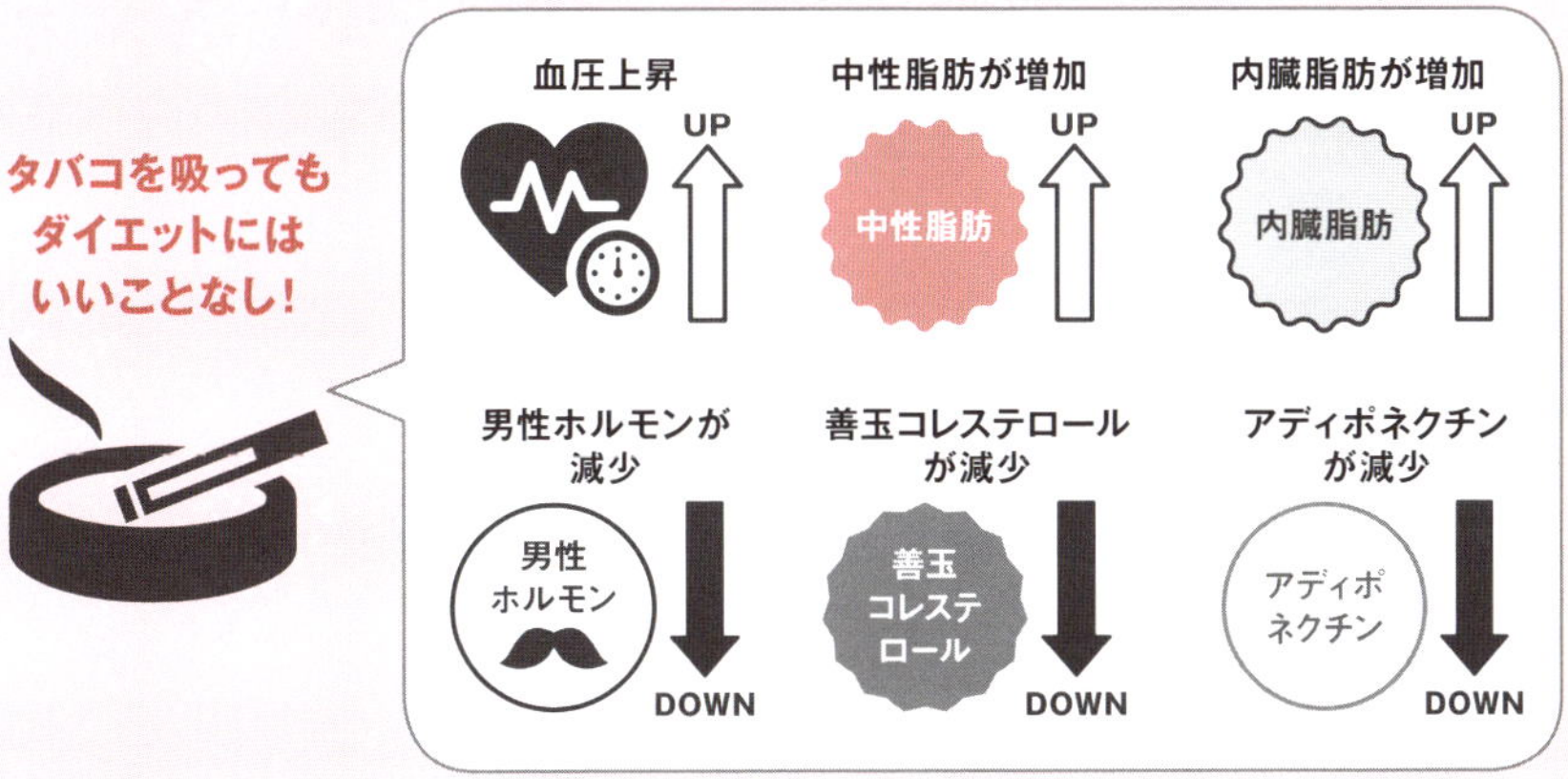

加熱式タバコ、電子タバコも有害？

加熱式タバコは従来の紙巻きに比べ、健康への悪影響が少ないという説もあるが、タバコ葉を加熱してニコチンを吸引する基本的な仕組みは同じで、危険性は紙巻きタバコと同等と言っていい。一方、電子タバコはニコチンを含むものは国内では流通しておらず（2019年7月現在）、その他の健康に影響がある物質の含有量もごく微量であるというデータが示されている。

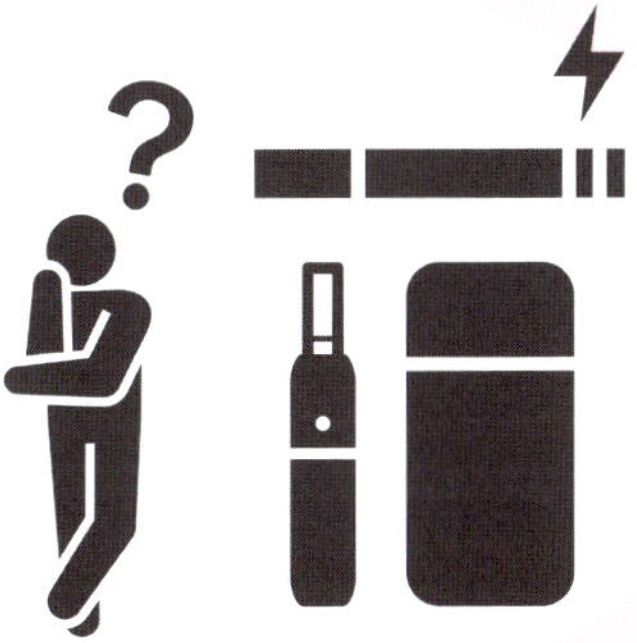

「タバコをやめると太る」説は本当か？

タバコをやめたストレスで暴飲暴食したり、つい口寂しくなって何か食べてしまったりするため、結果的に太ってしまう人が多いとされる。しかしこれは自制心の問題。上記のように喫煙を続ける悪影響のほうがはるかに大きいことを考えたら、やはり喫煙はやめるべきだろう。

4章チェックポイント

**毎日やっている動作に
運動っぽさをプラス**

P.102〜103

**まずは息が弾む程度の
軽い運動からスタート**

P.106〜107

**苦しいと感じるほどの運動は
逆効果になることも**

P.112〜113

**いつでもどこでもできる
軽い筋トレで基礎代謝をアップ**

P.114〜115

**快適にダイエットするためには
正しい知識も必要**

P.116〜125

定期的な運動習慣を身につけることで、体に溜まった脂肪を確実に減少させることができます。また、体力がついて基礎代謝が上がるとエネルギーをより多く消費するため、今までどおり食べても体に脂肪がつきにくくなります。

ダイエットノート

DATE

月　　日

体重：　kg

体脂肪率：　%

お通じ：　あり・なし

睡眠時間：　時間

●食事の記録

	メニュー	ひと言メモ
朝食		
昼食		
夕食		
間食		

●運動の記録

時間	メニュー	ひと言メモ
～		
～		
～		

メモ欄（体調、1日の過ごし方、気づいたことなどメモしておきましょう）

※コピーしてご使用ください

【監修者紹介】

土田隆（つちだ・たかし）

よこはま土田メディカルクリニック院長。日本医師会認定産業医、日本体育協会公認スポーツドクター。東邦大学医学部卒業後、東邦大学医療センター大森病院脳神経外科学教室入局。1987年磯子脳神経外科病院設立と同時に赴任。2011年によこはま土田メディカルクリニックを設立。自身の体験から予防医学の大切さを痛感し、肥満、高血圧、糖尿病を中心に、患者の生活・ニーズにあった治療を実践する。生活習慣改善などをテーマにテレビ、雑誌、講演などの出演多数。

【参考文献】

『おかゆダイエット』（土田隆・マガジンハウス）／『高野豆腐ダイエット』（土田隆・アスコム）／『最短快適ダイエット』（土田隆・ハート出版）／『ムリせず燃やす！体脂肪』（土田隆・ナツメ社）／『その健康常識を疑え』（土田隆・宝島社）／『内臓脂肪を最速で落とす』（奥田昌子・幻冬舎）

【STAFF】

編集 ―――――――― 株式会社ライブ（竹之内大輔／畠山欣文）
制作 ―――――――― 青木聡（An-EDITOR.）／横井顕
装丁 ―――――――― I'LL PRODUCTS（成富英俊／大下哲郎）
本文デザイン ――― 寒水久美子
図版作成 ―――― 内田睦美
DTP ――――――― 株式会社ライブ

眠《ねむ》れなくなるほど面白《おもしろ》い

図解《ずかい》 体脂肪《たいしぼう》の話《はなし》

2019年 9 月10日　第 1 刷発行
2025年 4 月20日　第14刷発行

監　修　者　土《つち》田《だ》隆《たかし》
発　行　者　竹村響
印　刷　所　株式会社光邦
製　本　所　株式会社光邦
発　行　所　株式会社日本文芸社
〒100-0003 東京都千代田区一ツ橋1-1-1 パレスサイドビル8F
©NIHONBUNGEISHA 2019
Printed in Japan 112190826-112250408Ⓝ14　(300022)
ISBN978-4-537-21715-5
（編集担当：上原）

乱丁・落丁などの不良品、内容に関するお問い合わせは
小社ウェブサイトお問い合わせフォームまでお願いいたします。
ウェブサイト　https://www.nihonbungeisha.co.jp/

法律で認められた場合を除いて、本書からの複写・転載（電子化を含む）は禁じられています。また、代行業者等の第三者による電子データ化および電子書籍化は、いかなる場合も認められていません。